BRIEGER = KREBS

GRUNDRISS DER HYDROTHERAPIE

ZWEITE AUFLAGE BEARBEITET VON

DR. WALTER KREBS
CHEFARZT DES LANDESBADES DER RHEINPROVINZ IN AACHEN

MIT 10 ABBILDUNGEN IM TEXT

A. MARCUS & E. WEBERS VERLAG / BONN 1923

Vorwort zur ersten Auflage.

Der Grundriß der Hydrotherapie verdankt seine Entstehung der in den allmonatlichen Kursen und in den Vorlesungen an der Universitätsanstalt für Hydrotherapie zu Berlin immer wieder gemachten Erfahrung, daß die Kursisten und auch die Hörer des Kollegs ein Buch in die Hand wünschen, das bei aller Kürze und Knappheit möglichst Vollständiges für die Praxis aus dieser Disziplin bringt. Da naturgemäß in den Kursen usw. über Hydrotherapie bzw. physikalische Therapie die Demonstrationen einen breiten Raum einnehmen, ist es fast ein Ding der Unmöglichkeit für die Hörer, das Vorgetragene in dem Maße schriftlich zu fixieren, wie es wohl nötig und anderwärts auch möglich erscheint. Wir entschlossen uns daher, zumal auch die im nachstehenden mehrfach benutzte „Moderne Hydrotherapie" von Brieger und Laqueur nicht als eigentlicher Leitfaden oder Lehrbuch, sondern mehr als eine gedrängte Übersicht über unser hydriatisches Wissen und Können zu gelten hat, ein möglichst kurzes, präzis gehaltenes Büchelchen zu schreiben, das im großen und ganzen die in den genannten Kursen und Kollegs gegebenen Lehren wiedergeben sollte.

Wir hoffen, etwas Nützliches getan zu haben und betonen nur noch, daß eine erschöpfende Angabe aller eventuell anwendbaren Maßnahmen und Vorschriften bei den einzelnen Krankheiten, eine umfassende Nennung von Autoren, sowie die Anführung und gegenseitige Bewertung einzelner Arbeiten und Forschungsergebnisse naturgemäß bei dem Umfang und Zweck des Buches nicht erwartet werden darf. Und daß auch aus der Nichterwähnung medikamentöser Behandlung usw. nicht geschlossen werden darf, daß wir nur hydriatische Maßnahmen am Krankenbett anwendeten oder für richtig hielten. Wir treiben keine „Prinzipienreiterei" und verordnen, wo wir es für angebracht erachten, sehr wohl Mittel wie Digitalis, Salizyl, Morphium usw. Aber da dieser Grundriß der Hydrotherapie gewidmet ist, so glaubten wir mit Fug, in der Regel nur die bei den einzelnen Krankheiten anwendbaren hydriatischen und etwa auch die physikalisch-therapeutischen Mittel anführen zu sollen, unbeschadet dessen, daß in dem einen oder anderen Falle gewiß auch Mittel der medikamentösen Therapie angewendet werden könnten oder gar müßten. — Wenn wir ferner in diesem Buch wenigstens zum Teil auch die übrige physikalische Therapie mit einbezogen haben, so entspricht dies der alltäglichen Erfahrung, daß ebenfalls in der Praxis sich eine reinliche Scheidung zwischen der Anwendung der Wasserbehandlung und der weiteren physikalischen Therapie meist nicht ermöglichen läßt, und daß sich diese beiden vielmehr in der Regel mehr oder weniger ergänzen.

So möge denn der Grundriß eine Unterstützung für den praktischen Arzt und eine Anleitung für den Studierenden sein, auf daß sie ihre hydriatischen Kenntnisse zum Nutzen und Frommen ihrer Kranken zu verwerten vermögen. *)

*) Für ein eingehendes Studium der Hydrotherapie seien die vorzüglichen Bücher von Buxbaum, Baruch Laquenz und Matthes sowie die „Physikalische Therapie in Einzeldarstellungen" von Marcuse und Strasser empfohlen.

Vorwort zur zweiten Auflage.

Ich hoffe, daß die erhebliche Umarbeitung und Ergänzung des Grundrisses ihm von Nutzen gewesen sein wird. Die physikalische Therapie in noch weiterem Umfange in diesem Büchlein abzuhandeln, als es nunmehr geschehen, hieße seinen Charakter abändern. Daß eine gegen die erste Auflage erweiterte Heranziehung der physikalischen Therapie aber erfolgen mußte, schien mir auf Grund der im letzten Jahrzehnt gemachten Fortschritte auf diesem Gebiet doch unumgänglich . . . Ein Inhaltsverzeichnis wird den Gebrauch des Büchleins erweitern.

Möge der kleine „Brieger-Krebs", dessen alleinige Herausgabe ich nach dem Tode meines Mitarbeiters und früheren hochverehrten Chefs, Geh. Rat Prof. Dr. Brieger — 1. Direktors des Universitätsinstituts für Hydrotherapie in Berlin — übernommen habe, weiterhin seinen Zweck erfüllen und sich neue Freunde erwerben.

Krebs.

Inhalts-Verzeichnis.

Anhang.

3. Teil.

Spezielle Hydrotherapie.

Einleitung.*)

Die Wirkung des Wassers auf den menschlichen Körper setzt sich aus 3 Komponenten zusammen: 1. aus dem chemischen, 2. dem thermischen und 3. aus dem mechanischen oder Berührungsreiz, den es ausübt. Der erstere tritt in der Hydrotherapie am wenigsten in die Erscheinung, während die andern beiden bei jeder Anwendung ihren Einfluß geltend machen: einen Einfluß, der je nach der Temperatur und dem Druck, mit dem das Wasser den Körper trifft oder umgibt, verschieden ist. Bei den ruhigen Wasserbädern ist auch der mechanische Reiz nicht sehr hoch zu bewerten, da selbst bei Bassinbädern der Druck gewöhnlich nicht mehr als 1,50 m Wasserhöhe — im Vergleich zu dem gewöhnlichen, 10 m Wasserhöhe gleichzusetzenden Luftdruck der umgebenden Atmosphäre — beträgt; dagegen üben die unter verschieden starkem Druck verabfolgten Bewegungsbäder, Duschen und Übergießungen, Abreibungen und Abwaschungen einen mechanischen Reiz aus, der von erheblicher Einwirkung auf den gesunden und kranken Organismus sein kann. — Der durch das Wasser bedingte Temperaturreiz wird um so stärker sein, je mehr sich die Wasserwärme von der durchschnittlichen Hautwärme entfernt. Trotzdem diese nicht unerhebliche Verschiedenheiten zwischen den einzelnen Körperstellen aufweist, wird doch im allgemeinen eine Wassertemperatur von 34 bis 35 bis 36° als indifferent empfunden, d. h.: derart temperiertes Wasser übt weder einen Kälte-, noch einen Wärmereiz aus. (Eine Lufttemperatur von 34° wird dagegen als heiß, eine solche von 20° als indifferent, dagegen eine Wassertemperatur von 20° als kühl empfunden werden. Denn da Wasser ein wesentlich besseres Leitungsvermögen und eine höhere Wärmekapazität besitzt als

*) Alle Temperaturgrade sind in Celsius angegeben.

die Luft, so erscheint es uns, falls es niedriger temperiert ist als die Haut, kälter als die gleichwarme Luft, ist es höher temperiert — heißer als die entsprechende Luft.)

Ist nun die Wassertemperatur niedriger als die der Haut, so werden die Kältenerven, ist sie höher — die Wärmenerven gereizt. Die Reizung der Kältenerven ruft ein fast augenblicklich eintretendes Kältegefühl hervor, welches weniger ausstrahlt, als das bei der Reizung eines Wärmenerven hervorgerufene, mehr langsam anschwellende Wärmegefühl.

Die Mächtigkeit des thermischen Reizes hängt aber nicht nur von der Höhe der Temperaturdifferenz zwischen Wasser und Haut ab, sondern auch von der Schnelligkeit, mit welcher der Reiz appliziert und ausgeübt wird. Ferner sprechen für die Höhe des Reizes mit: 1. einmal die individuell verschiedene Empfindlichkeit des Menschen *), 2. die Versorgung der Haut mit Blut (blutreiche Haut leitet besser als blutleere), 3. die Reizdauer und 4. schließlich die Größe der Angriffsfläche des Wassers.

---

*) Die an heiße Bäder — z. B. Japaner — gewöhnten Menschen empfinden bei Bädern von unter 38° C. Frostgefühl, während andrerseits an kalte Bäder Gewöhnte noch ein indifferentes Bad als unangenehm warm empfinden.

I. Teil.

Wirkung der Wasseranwendungen auf den Körper.

1. Wirkung des Wassers auf die Temperatur des Körpers.

Bei der Berührung einer Hautpartie mit kaltem Wasser kühlt sich diese ab, einmal infolge des gegenseitigen Ausgleichs der Temperaturunterschiede, sodann aber auch deswegen, weil — wie später gezeigt wird — durch die Kälte die Blutzufuhr der betreffenden Stelle verringert wird. In entgegengesetzter Weise wirkt warmes Wasser (über 36°) auf die Haut: es tritt eine Erwärmung der Haut ein, ebenfalls wieder wegen des Temperaturaustausches zwischen Haut und Wasser und ferner wegen der durch die Wärme vermehrten Blutzufuhr (s. später). Außer auf die betreffenden Hautstellen wirken die warmen und kalten Temperaturen des angewandten Wassers aber auch in die Tiefe. So gelingt es z. B. mittels Eisumschläge usw. eine nicht unerhebliche Kühlung, oft um mehrere Grade, der unter der Haut befindlichen Gewebe, ja selbst der Körperhöhlen zu bewirken, während die Erwärmung tiefer gelegener Gewebe und Organe nach Heißwasser-, Dampf- usw. Applikationen wohl auch zu beobachten, aber weniger ausgesprochen ist. Nachgewiesenermaßen wirken feuchte Wärmeanwendungen energischer in die Tiefe als trockene (z. B. Wärmekissen), und strahlende Wärme (Sonne oder elektrische Lampe) übt wiederum eine bedeutendere Wärmewirkung aus als geleitete Wärme.

A. Die Gesamtkörpertemperatur wird durch kühle Prozeduren gemeinhin nur unwesentlich beeinflußt. Erstens wehrt sich der Körper gegen den drohenden Wärmeverlust durch Kontraktion der Hautgefäße, wodurch die Haut blutleer wird und eine Wärmeabgabe somit verhindert oder doch erheblich eingeschränkt wird (physikalische Regulation). Ferner ist aber auch der Körper imstande, mittels der chemischen Regulation — erhöhte Oxydation und Zersetzung N-freien Materials, vor allem in den Muskeln (Zitterbewegungen) — seine eigene Wärmeproduktion zu erhöhen. — Die physikalische Regulation ist beim Menschen in stärkerem Maße tätig als die chemische, welche um so mehr in Aktion treten und z. B. Wärme produzieren wird, je tiefer die umgebenden Temperaturen sind. Nach der Anwendung kalter Bäder sinkt freilich die Körpertemperatur anfänglich um weniges, da besonders die auf den Kältereiz zuerst kontrahierten Gefäße sich später reaktiv erweitern (Nachlassen der physikalischen Regulation). Späterhin erfährt die Temperatur jedoch wiederum eine Steigerung, da dann — mehr als unter gewöhnlichen Verhältnissen — die chemische Regulation sich betätigt und Wärme produziert: primäre und sekundäre Nachwirkung, die um so deutlicher in die Erscheinung treten, je länger z. B. das Bad dauerte und je niedriger die Wassertemperatur war. Bei exzessiv langen und kalten Wasseranwendungen, gegen die schließlich die Abwehr- und Schutzmaßregeln des Körpers nicht mehr ausreichen, tritt naturgemäß mit der Zeit auch eine Erniedrigung der Körperwärme ein, die nach Beendigung der Anwendung durch gesteigerte Wärmeerzeugung wieder ganz allmählich auf das normale Niveau gebracht wird.

Bemerkenswert ist der Unterschied bzw. der Antagonismus der Temperaturen der Haut und der tieferen Abschnitte der Nasenhöhle, d. h. der zentralwärts gelegenen Teile des Kopfes. Während die Hautwärme z. B. am Arm bei einem kalten Bade sinkt, steigt die der Nasenhöhle meist an; 20 Minuten später, nach Eintritt der Reaktion (s. diese), erhöht sich dagegen die Haupttemperatur, während die der Nasenhöhle sinkt. Der Schluß, daß die Gefäße derselben bei einem kalten Bade sich erweitern und mehr Blut führen und infolgedessen die Nasenhöhle höher temperiert wird als die Hautoberfläche, deren Gefäße sich bei äußeren ausgedehnten Kältereizen kontrahieren und infolgedessen weniger Blut führen, liegt nahe. Dieser Antagonismus der Blutverteilung wird weiter unten noch näher besprochen werden.

B. Gegen die Erhöhung seiner Temperatur bei äußeren Wärmeeinwirkungen steht dem Körper ein wirksames

Abwehrmittel zur Verfügung, indem der aus den Schweißdrüsen austretende Schweiß verdunstet und dadurch dem Körper Wärme entzieht. Da ferner wegen der infolge der äußeren Wärmewirkung erfolgten Erweiterung der Hautgefäße und deren Füllung mit Blut die inneren Organe weniger mit Blut versorgt werden, wird deren Tätigkeit herabgesetzt und damit auch die Wärmeproduktion eingeschränkt werden — chemische Regulation. Bei stärkeren und langandauernden Wärmeeinwirkungen versagen aber schließlich auch wieder diese Abwehrmittel und die Folge ist eine Steigerung der Innenwärme. Diese wird um so eher und um so intensiver eintreten, je mehr die betr. Warmwasseranwendung (heißes Wasserbad!) die Hautverdunstung einengt, im Gegensatz zu denjenigen Badeformen usw., in denen eine Verdunstung des Schweißes eher und länger gewährleistet ist (Heißluft-, Licht- oder Sandbad). Eine Nachwirkung dieser heißen Bäder ist insofern auch vorhanden, als die gesteigerte Körperwärme nach ihnen nur langsam — nach etwa 2 Stunden — abfällt, während ein etwaiges Sinken der Körperwärme unter die Norm gewöhnlich nicht zu beobachten ist. Fest steht, daß es leichter und ausgiebiger gelingt, die Körpertemperatur durch äußere Warm-Anwendungen zu erhöhen, als durch Kälteapplikationen herabzusetzen.

Für kurze Zeit angewendete hohe Temperaturen steigern in der Regel die Körperwärme gar nicht oder nur unwesentlich.

Die Kombination thermischer und mechanischer Reize hebt bei kalten Anwendungen von den beiden besprochenen Regulationen die physikalische auf; so reizt z. B. Frottieren des Körpers die durch den Kältereiz zur Kontraktion gebrachten Hautgefäße zur Erweiterung, und somit zu vermehrter Wärmeabgabe. Deswegen Herabsetzung der Körpertemperatur durch die Fieberbäder z. B. beim Typhus. An Stelle der so ausgeschalteten physikalischen Regulation muß die chemische in verstärktem Maße arbeiten, um den Körper vor dem drohenden Wärmeverlust zu bewahren. Bei warmen Anwendungen sind dagegen mechanische Reize nicht imstande, die oben besprochenen Einflüsse auf die Gesamttemperatur aufzuheben oder zu ändern.

Der an und für sich geringe chemische Reiz des Wassers läßt sich durch Zusätze verschieden stark vermehren. Die Hinzufügung von Kohlensäure wirkt in ähnlicher Weise wie eine Frottierung: sie erweitert die Hautgefäße auch bei äußerer Kälteeinwirkung und verstärkt infolgedessen die Wärmeabgabe aus den stark blutdurchströmten Oberflächengefäßen. Senfbäder erhöhen im Gegensatz dazu die Körperwärme, wahrscheinlich auf Grund gesteigerter Wärmebildung, während selbst 3 bis 4proz. Soolebäder keine andere Wirkung auf die Temperatur als gleich warme einfache Wasserbäder besitzen.

Indifferente Wasserbäder üben keinen nachweisbaren Einfluß auf die Körperwärme aus.

2. Wirkung des Wassers auf den Stoffwechsel.

Wie wir sahen, vermag der Körper außer mittels der physikalischen noch durch die chemische Regulation einer Abänderung seiner Temperatur entgegenzuarbeiten. Diese chemische Regulation besteht nun bei allgemeinen Kälteeinflüssen in der Hauptsache in einer Zersetzung N-freien Materials in den Muskeln, die eine Folge der unwillkürlichen Zitterbewegungen in ihnen ist und mit dazu dient, unter gewöhnlichen Verhältnissen die Körperwärme auf einer gewissen und gleichen Höhe zu halten. Reichen bei außergewöhnlichen Kälteeinflüssen — sehr langdauernde kalte Bäder — die N-freien Substanzen zu diesem Zwecke nicht aus, so tritt auch eine Verbrennung N-haltiger Stoffe ein, um auf diese Weise möglichst den Wärmebedarf des Körpers zu decken.

In ähnlicher Weise wird auch bei sehr langdauernden warmen oder heißen Wasseranwendungen, so bald durch sie eine Steigerung der Körperwärme (Wärmestauung) erzielt wird, eine Mehrzersetzung stickstoffreien und -haltigen Materials, hier allerdings gewissermaßen mehr passiv, herbeigeführt.

Laue, indifferente Wasserprozeduren verändern ebensowenig, wie sie die Temperatur beeinflussen, auch den Stoffwechsel in irgendwie nennenswertem Maße. — Der Zusatz von Soole als chemisch reizenden Stoff erhöht die Oxydation nur um etwa 5 Proz., und zwar für längere Zeit hin, im Vergleich zu einem gleich warmen, reinen Wasserbade, setzt aber die Stickstoffausscheidung um ein weniges herab; Senfbäder haben wegen ihres Hautreizes eine Erhöhung der Stoffwechselwirkung und Kohlensäureausscheidung zur Folge, während Schwefelbäder ohne Einfluß auf den Stoffwechsel sind. Unter dem Indifferenzpunkt gegebene CO_2-Bäder regen, da sie wärmeentziehend wirken, den Stoffwechsel mehr als gleichwarme Wasserbäder an. — Es braucht kaum noch hervorgehoben zu werden, daß Teilbäder eine entsprechend geringere Wirkung als die soeben besprochenen Vollbäder ausüben.

3. Wirkung des Wassers auf das Blut.

Nach allgemeinen Kaltanwendungen steigen die Zahl der roten und weißen Blutkörperchen, der Gehalt an Hämoglobin, das spezifische Gewicht sowie die Viskosität (innere Reibung). Bei der allseitig als schnell vorübergehend angesehenen Erscheinung der Vermehrung beider Blutkörperchenarten kann es sich aller Wahrscheinlichkeit nach nicht um eine Neubildung von Formelementen handeln, sondern eher um vasomotorische Einflüsse. 1. Lassen erweiterte Kapillargefäße mehr korpuskuläre Teilchen hindurchpassieren als kontrahierte. 2. Durch Gefäßdilatation und Konstriktion und durch die so veränderten Druckverhältnisse wird das Blut vermöge des Zu- resp. Austritts von Gewebsflüssigkeit bald konzentrierter, bald dünnflüssiger. 3. Bei besseren Zirkulationsverhältnissen in der Haut durch Erweiterung der Gefäße werden rote Blutkörperchen usw. dort hineingeschwemmt, die unter gewöhnlichen und auch pathologischen Verhältnissen in gewissen inneren Gefäßgebieten sich möglicherweise stauen. 4. Außer diesen vorstehenden Erklärungsversuchen für die erwähnten Blutveränderungen ist bezüglich der Leukozytose noch der anzuführen, welcher die Randschichtenbildung in den Gefäßen bei Kältewirkung damit in ursächlichen Zusammenhang bringt. — Auch bei Wärmeeinwirkungen ändert sich mehr oder weniger die Blutbeschaffenheit. Da wir mit ihnen, — wenn es sich nicht nur um eine vorübergehende und kurzdauernde Wärmezufuhr zwecks Erzielung besserer Reaktion (s. diese) handelt — meist einen Schweißausbruch hervorrufen wollen, so erscheint es angebracht, über den Einfluß der schweißerzeugenden Wärmeprozeduren auf das Blut zu berichten. Heißluft- und elektrische Lichtbäder bringen meist eine Steigerung des Blutfarbstoffgehalts und des spezifischen Gewichts, sowie der Leukozytenzahl, Lichtbäder auch eine solche der Viskosität zustande, während in einem gewissen Gegensatz dazu die heißen Wasserbäder und auch die Dampfbäder in der Mehrzahl eine Herabminderung der Leukozytenzahl und des Hämoglobingehalts, sowie der Viskosität zur Folge haben und das spezifische Gewicht nicht verändern. Der Grund für diese eigenartige Beeinflussung des Blutes in heißen Wasserbädern ist nicht ganz klar, vielleicht liegt er in einer gleichzeitigen Dilatation der inneren Gefäße, bedingt durch die in heißen Wasserbädern ziemlich schnell eintretende Wärmestauung im Körperinnern; dadurch würden weniger korpuskuläre Elemente der Peripherie zugeführt und somit der Blutbefund erklärlich. Bei den übrigen schweißerzeugenden Anwendungen kann die Erklärung für die Blutveränderungen darin gefunden werden, daß die durch die Hitze erweiterten Hautgefäße, ähnlich wie bei den sekundär dilatierten nach Kälteprozessen, mehr Zellelemente hindurchtreten lassen als die verengten, und daß die Wasserabgabe des Blutes, das zur Tätigkeit und Absonderung der Schweißdrüsen erforderlich ist, geeignet ist, zeitweise die Blutflüssigkeit einzudicken und zu konzentrieren, ein Effekt, der freilich früher oder später durch Übertritt von Gewebsflüssigkeit in das Blut wieder paralysiert wird.

Die Blutveränderungen durch Teilanwendungen halten sich in verhältnismäßig engen Grenzen; erregende und warme Umschläge vermehren die Leukozytenzahl an Ort und Stelle in mäßigem Grade und verringern sie an entfernt gelegenen Körperstellen. — Die chemische Reaktion des Blutes wird insofern beinflußt, als durch Kälteanwendungen nicht selten eine Steigerung der Alkaleszenz, durch Wärmeanwendungen eine Herabsetzung dieser beobachtet wird.

Die Frage der Beeinflussung der im Blut kreisenden Schutzstoffe, Hormone usw. durch Wasseranwendungen ist noch nicht eindeutig geklärt; jedenfalls scheint das Auftreten bzw. die Vermehrung von Antikörpern, Fermenten und Hormonen im Blut zu einem nicht unwesentlichen Teil in ursächlichem Zusammenhang mit der — durch mechanische und thermische Reize der Hydrotherapie bedingten — Beeinflussung der Haut zu stehen. Die Folge dieser Einwirkung ist eine eigene Tätigkeitsentfaltung der Haut, welch letztere ja nicht nur ein Schutzorgan gegen äußere Schädigungen ist, sondern ein Organ mit besonderem

Leben darstellt, das sich in hohem Maße durch Produktion von Sekreten seitens der verschiedenen Schichten der Haut kennzeichnet (Esophylaxie). Diese, in den Blutkreislauf gebracht, wirken als Hormone und Fermente anregend auf die Tätigkeit anderer Organe, während die in den Bindegewebsschichten der Subcutis gebundenen Antikörper, in die Zirkulation geschwemmt, eine erhöhte Schutzwirkung gegen Bakterien und ihre Giftprodukte auszuüben vermögen. Dabei erscheint der Unterschied zwischen heißen und kalten Wasseranwendungen nicht so von ausschlaggebender Bedeutung, wenn nur mit ihnen eine mehr minder energische mechanische Reizung der Haut verbunden ist (s. z. B. Typhusbäder).

4. Wirkung des Wassers auf Se- und Exkretion.

a) Schweißabsonderung. Während durch Kälteprozeduren die Tätigkeit der Schweißdrüsen nicht angeregt wird, erhalten sie durch Wärmezufuhr einen verschieden großen Anreiz. Es trifft freilich durchaus nicht zu, daß, je höher die umgebende Temperatur ist, um so stärker die Schweißabsonderung sein muß: vielmehr liegt in der Regel bei trockener, äußerer Wärmeeinwirkung das Schweißoptimum zwischen 50 und 70°, während es sich in Dampfbädern bei 41 bis 42°, in heißen Wasserbädern bei etwa 40° befindet.

Bei starkem und anhaltendem Schwitzen könnte der Fall eintreten, daß der Körper an Flüssigkeit verarmte, wenn ihm nicht erneut solche auf irgendeine Weise zugeführt würde. Einer molekularen Konzentration und Eindickung der Blutflüssigkeit, die die erste Folge starken Schwitzens sein würden, vermag der gesunde Organismus durch verstärkte Strömung in den Lymphbahnen und vermehrten Saftstrom aus der Gewebsflüssigkeit vorzubeugen (und welch großen Wert dieser Abfluß aus den Geweben für die Resorption pathologischer Exsudate und Transsudate besitzt, liegt auf der Hand). Aber auch der Verlust an Salzen und Harnstoff durch das Schwitzen ist nicht unbeträchtlich; der letztere wird besonders bei Nierenkranken in stärkerem Maße ausgeschieden als bei Gesunden, was insofern von Bedeutung ist, als bei der Urämie, während der die Harnstoffausscheidung aus der Niere behindert ist, der nicht unerhebliche Harnstoffgehalt des Schweißes das Blut von ihm entlasten kann. Gleichzeitig vermag aber auch stärkeres Schwitzen die pathologisch erhöhte molekulare Blutkonzentration bei der Urämie nicht unwesentlich herabzusetzen. Bei sehr starkem Schwitzen tritt auch Eiweiß in den Schweiß über; ferner eine Reihe von Arzneien, körperfremden Substanzen, so z. B. Quecksilber, Arsen, Jodkali, wie auch in manchen Fällen bakterielle Krankheitserreger in ihm nachweisbar sind. — Die Größe des Gewichtsverlustes durch den Schweiß ist sehr verschieden, je nach der Disposition des Körpers zum Schwitzen, nach der Dauer, der Temperatur usw. und kann 1 bis 2 bis 3 kg nach einem Schwitzbade betragen, wobei naturgemäß auch die durch die Atmung bedingte Gewichtseinbuße in Berücksichtigung gezogen werden muß.

b) Die Gallenabsonderung wird durch den Genuß von heißem wie kaltem Wasser, sowie durch kühle Darmeingießungen angeregt, ebenso wie heiße Bäder und kurze heiße Duschen auf die Lebergegend dies zu tun vermögen.

c) Die Beeinflussung der Magendrüsen durch äußerliche Wasseranwendungen ist nicht völlig klar und einwandsfrei erwiesen. Man glaubte bisher annehmen zu dürfen, daß eine Steigerung der Magensaftsekretion nach warmen Anwendungen, eine Herabminderung nach kalten, z. B. Schwimmbädern, eintritt. Die früher mehrfach aufgestellte Behauptung, daß Schwitzbäder die Azidität des Magensaftes herabsetzten, konnte in letzter Zeit entsprechenden Nachuntersuchungen gegenüber nicht standhalten. Neuere Untersuchungen am Magenblindsackende ergaben in gewissem Gegensatze zu früheren Untersuchungen eine Verminderung der Sekretmenge um 50 Proz. nach äußerlicher Anwendung lokaler und allgemeiner Wärme, während die Salzsäure und Pepsinkonzentration nicht verändert wurden, was die Erfahrung von dem therapeutischen Erfolg lokaler Wärmeapplikation bestätigen würde.

d) Die Absonderung des Harns wird durch kalte Wasseranwendungen vorübergehend gesteigert, durch Wärmeanwendungen verringert, und zwar in erstem Falle wohl zum größten Teil infolge der damit gleichzeitig einhergehenden Blutdruckerhöhung, im zweiten Falle infolge der Blutdruckerniedrigung; die auf die Dauer von 24 Stunden berechnete Gesamtmenge des Urins wird aber dadurch nicht geändert. Abgesehen von dieser temporären Harnvermehrung nach kalten Prozeduren, ist außerdem noch eine

Steigerung des Harndranges nach ihnen zu beobachten — die vermutlich auf reflektorischem Wege erfolgt.

Indifferente Bäder steigern nicht nur die Urinmenge, sondern auch die tägliche Quantität des ausgeschiedenen Kochsalzes und Stickstoffs (ohne Eiweiß). Heiße Prozeduren, wenn sie mit einer Steigerung der Körperwärme und des Eiweißzerfalls bzw. Umsatzes verbunden sind, ziehen auch ein vermehrtes Erscheinen von Eiweißzerfallsprodukten im Urin (Harnstoff und Purinkörper) nach sich. Lokale Anwendungen von Hitze auf die Blasengegend — Sitzbäder, Umschläge usw. — fördern bei erschwerter Urinentleerung infolge von Herabsetzung des Sphinktertonus Urin in stärkerem Maße zutage.

Eiweißharnen und Zylindurie treten nach exzessiv langdauernden und sehr kalten Bädern, besonders wenn ihnen keine genügende Reaktion (s. d.) folgt, sowie auch nach sehr langwährenden und heißen Schwitzbädern ein, eine Tatsache, die sich jederzeit auf experimentellem Wege am Tiere erweisen läßt. Auch Zucker kann sich gelegentlich nach sehr kalten Wasseranwendungen im Harn zeigen. — Die Möglichkeit, die Reaktion des Urins durch hydriatische Anwendungen zu beeinflussen, ist zurzeit noch nicht über jeden Zweifel erhaben dargetan.

5. Wirkung des Wassers auf die Muskulatur.

Allgemeine kühle Anwendungen ohne erheblicheren mechanischen Reiz vermehren die Leistungsfähigkeit der quergestreiften Muskel in mäßiger Weise; kalte, langausgedehnte schwächen sie.

Kurze heiße Bäder steigern die Leistungsfähigkeit erheblich, besonders wenn sie von kalter Dusche gefolgt sind; dasselbe tun alle hydriatischen Anwendungen, bei denen der mechanische Reiz eine besonders große Rolle spielt, so die schottischen Duschen, kalte Strahlduschen, Halbbäder und Ganzabreibungen.

Indifferente Bäder haben bei mäßiger Dauer keinen Einfluß auf die Muskelkraft, indifferente Strahlduschen von kürzerer Dauer einen mäßig kräftigenden Einfluß. Prolongierte warme Bäder (38°) erschlaffen; ein darauffolgender kalter Strahl beseitigt diese Erschlaffung aber völlig, ja bis zur Überkorrektur. Es ist anzunehmen, daß auf den eben geschilderten Folgeerscheinungen zum Teil auch die erfrischende Wirkung kühler, mit einem gewissen mechanischen Reiz verbundener Prozeduren, denen sich eine gute Reaktion anschließen muß, beruht und daß andererseits die den Gesamtorganismus ermüdende und erschlaffende Wirkung warmer Bäder, wenn sie ohne intensivere mechanische Reizungen oder Abkühlungen zum Schluß gegeben werden, auf die Beeinflussung der queren Muskulatur durch die betreffenden Prozeduren mit zurückzuführen ist.

Die Einwirkung hydriatischer Anwendungen auf die glatte Muskulatur ist weniger durchsichtig und eindeutig festgestellt. Immerhin kann man auf Grund der angestellten Untersuchungen das annehmen: Kälte erhöht, Wärme mindert die Muskelspannung; steigt die Wärme über 40°, so tritt aber auch eine Verkürzung des sich kontrahierenden Muskels ein, welche bei 53° ihr Maximum erreicht und bei 57° sich wieder löst. Deswegen tritt auch bei heißen hydriatischen Anwendungen — über 40° C — eine Kontraktion der glatten Muskeln in der Haut ein (Gänsehaut), die sich nicht nur auf die Arrectores pili beschränkt, sondern auch auf die glatte Muskulatur der Hautgefäße sich erstreckt. Mit diesen Beobachtungen am Tierexperiment stimmen im allgemeinen die klinischen Erfahrungen überein: wir sehen es z. B. oft genug bei Anwendung warmer — 38 bis 40° C — Umschläge auf den Leib, wie eine vordem erhöhte Peristaltik der Därme i. e. der glatten Darmmuskulatur, bei Darmkatarrh eingeschränkt bzw. beseitigt wird, während lokale, kurzdauernde Kältereize gleich wie kurze heiße Reize — über 40° C — Anwendungen die Peristaltik anzuregen vermögen. — Des weiteren darf man als feststehende Tatsache ansehen, daß auch der mechanische Reiz auf die glatte Muskulatur anregend wirkt, so daß er, selbst bei der gleichzeitigen Einwirkung mit Wärmeanwendungen, den beruhigenden Einfluß dieser zu paralysieren oder doch mehr minder einzuschränken imstande ist.

Über den Einfluß auf die glatte Muskulatur des Gefäßsystems siehe Nr. 8.

6. Wirkung des Wassers auf das Nervensystem.

Kältereize steigern die Erregbarkeit eines Nerven, setzen aber seine Leitungsfähigkeit herab, zumal wenn sie länger andauerten. (Anästhesierende Wirkung starker Kaltreize auf die Haut, z. B. des Äthylchlorids.) Der kurze Wärmereiz vermag die Sensibilität zu steigern, während langandauernde, aber nicht exzessiv hohe Wärme die Sensibilität der peripheren Nerven herabsetzt (ähnlich wie langandauernde Kälte). Der Weg zur Erzielung dieser Sensibilitätsherabsetzung ist vielleicht so zu denken, daß durch die Wärme eine seröse Durchtränkung der Gewebe erfolgt und damit, analog wie bei der Schleichschen Methode der örtlichen Betäubung, die Empfindlichkeit der Nerven herabgesetzt wird — oder aber auch, daß die Reizung der Wärme- bzw. Kältenerven hemmend auf die Erregung der Schmerznerven wirkt. Durch die letzte Auffassung würde es auch verständlicher werden, warum bei dem einen Menschen Wärme, bei dem anderen Kälte bei gleichen Krankheitsprozessen usw. die Schmerzen zu stillen vermögen: die Übertönung der Schmerznerven gelingt das eine Mal eher durch die Reizung und Erregung der Wärmenerven, ein ander Mal durch die der Kältenerven.

Die thermische Reizung der Nerven kann einmal durch die Hinzunahme eines mechanischen Reizes, ferner aber durch Kontrastwirkung, wie beim Gebrauch der schottischen Duschen oder Teilabreibungen usw., gesteigert werden.

Indem wir noch kurz der bekannten Einwirkung der Kältereize auf das Sensorium und dessen dadurch bedingte Aufhellung (Besprengen des Gesichts mit kaltem Wasser bei Somnolenz, Begießen des Nackens bei benommenen Fieberkranken) Erwähnung tun, wollen wir zum Schluß nur noch des Einflusses der Hydrotherapie auf die Allgemeingefühle gedenken. Kälte wird für den ersten Moment unangenehm, Wärme, falls nicht zu exzessiv, angenehm empfunden. Nach Abklingen des ersten unangenehmen Eindrucks und Aufhören des Kältereizes tritt — gute Reaktion vorausgesetzt — ein Erfrischungsgefühl und ein gewisser „Bewegungsdrang" ein; Wärmereize haben dagegen leicht ein Ermüdungsgefühl zur Folge: beide Folgewirkungen sind zum großen Teil auf den früher geschilderten Einfluß der thermischen, auf nervösen Bahnen zugeführten Reize zurückzuführen, welche die quergestreifte Muskulatur treffen. Daß durch die Kälteanwendungen außerdem ein gewisser Einfluß auf die Willensstärke ausgeübt wird, und so auf psychischem Gebiete ein nicht gering zu bewertender Erfolg erzielt werden kann, möge noch besonders betont werden. Setzen wir doch mit ihnen den Patienten Reizen aus, welche, besonders im Anfang, unangenehm empfunden werden, deren wohltätige Wirkung er jedoch früher oder später erkennen und bewerten lernt und denen er sich in der Folgezeit deshalb gern, unter freiwilliger Überwindung des anfänglichen Unlustgefühls, unterziehen wird. —

7. Wirkung des Wassers auf die Atmung.

Intensive und plötzliche Kälte- und Wärmereize, sei es allgemeiner Art, sei es örtlich, vor allem von Kopf, Nacken oder Schulter aus appliziert, wirken reflektorisch und rufen verstärkte Inspiration und zeitweiligen Atmungsstillstand auf der Höhe der Einatmung hervor. Hieran schließt sich, bei fortgesetzter Einwirkung intensiver thermischer Reize, ein verlängertes Exspirium und bei Kaltreizen eine schnellere und vertieftere Atemtätigkeit, bei länger währenden Wärmeanwendungen dagegen eine schnellere und oberflächlichere Atmung. Da ferner sowohl im heißen wie im kalten Bade eine vermehrte Verbrennung im Organismus stattfindet, so hebt sich auch die Ausscheidungsmenge der in stärkerem Maße produzierten Kohlensäure, deren Erzeugung ihrerseits wiederum zu einer weiteren Vertiefung der Atmung beizutragen vermag. — Je mehr sich die Wassertemperatur dem Indifferenzpunkt nähert, um so geringer tritt eine Reizung des Atemzentrums zutage, um schließlich bei diesem Punkte selbst gleich Null zu werden.

8. Wirkung des Wassers auf das Kreislaufsystem.

1. Einfluß auf die Gefäße.

a) Nach einem äußeren Kaltreiz erfolgt primär eine, schon an der Hautblässe erkenntliche Kontraktion der Hautgefäße; ihr folgt sekundär eine Dilatation, und zwar tritt diese um so eher ein, je flüchtiger der Kaltreiz war bzw. je schneller er wieder aufhörte; sie tritt um so langsamer bzw. später ein, je andauernder der Kältereiz war, und erfolgt nicht nur nach Aufhören des Kältereizes, sondern bei längerem Fortbestehen desselben schon während seiner Einwirkung, wenn auch erst nach einiger Zeit. — Die Kontraktion kommt zustande einmal als unmittelbare Folge der Kälteeinwirkung auf die glatte Muskulatur der Hautgefäße, dann aber auch als Folge der Reflexwirkung, unter Vermittlung des Rückenmarks und des sympathischen Systems.

Die sekundäre Rötung erfolgt nach flüchtiger Kälteeinwirkung rasch und wird, falls die Haut sich dabei warm anfühlt, und da ein Erfrischungsgefühl damit verbunden ist, als Reaktion bezeichnet (s. diese). Der Grund für diese Erscheinung ist nicht völlig geklärt: Matthes sieht sie als eine Reaktion auf die vorhergegangene mangelhafte Durchblutung an (Blutgefühl der Gewebe nach A. Bier). Strassburger dagegen erklärt die sekundäre Rötung als eine Folge der Tatsache, daß bei einer Reizung der Gefäßnerven zwar die der Konstriktoren zuerst überwiegt, die Dilatatorenreizung aber den Einfluß der Konstriktoren überdauert und daß ihr Erfolg deswegen sekundär in die Erscheinung trete. — Die Frage, ob die sekundäre Erweiterung der peripheren Gefäße nach Kälteeinwirkung auf einen aktiven oder passiven Vorgang in der glatten Gefäßmuskulatur zurückzuführen sei, ist aber nicht endgültig geklärt. Vielleicht ist die wiederholt konstatierte Steigerung der Spannung der peripheren Gefäße bei der sekundären Kältedilatation in den betreffenden Fällen dadurch bedingt gewesen, daß trotz der, an der Hautrötung erkennbaren, bereits eingetretenen Erweiterung der oberflächlichen kleinsten Hautgefäße die tiefer gelegenen noch in ihrem primären Spannungs- und Kontraktionszustande verharrten und somit auf dem Sphygmogramm den Charakter der gespannten Arterien wiedergaben.

b) Bei einem äußeren Wärmereiz erweitern sich die peripheren Gefäße, und zwar allmählich zunehmend. Diese Erweiterung bleibt nach Aufhören des Reizes noch längere Zeit bestehen und macht erst sehr allmählich wieder normalen Verhältnissen Platz. Heiße Prozeduren über 39 bis 40° C können vorübergehend eine Kontraktion der Hautgefäße bedingen, die dadurch hervorgerufene Blässe der Haut geht dann aber bald wieder in eine starke Rötung über.

c) Auf Grund des Dastre-Moratschen Gesetzes sind wir berechtigt, in weitem Umfange ein gegensätzliches Verhalten der Gefäße der Peripherie auf Temperaturreize zu denen des Körperinnern anzunehmen. In vollem Umfange freilich trifft es nicht zu. Denn weder die Nieren noch die Milz unterliegen mit ihren Gefäßen diesem Gesetz, sondern reagieren konsensuell mit den Gefäßen der Peripherie. In gleicher Weise zeigen die Gefäße der Schädelhöhle bzw. des Gehirns eine Reaktion auf Temperaturreize, die denen der Körperfläche entspricht. Dabei ist zu bemerken, daß eine

Reihe von Forschern das Vorhandensein vasomotorischer Nerven im Gehirn überhaupt bestreitet, während nach den Untersuchungen anderer wiederum doch anzunehmen ist, daß die Gehirngefäße eigene Vasomotoren besitzen, deren Regulationsmechanismus vom allgemeinen Vasomotorenzentrum unabhängig ist und hirnwärts von diesem liegen muß. Jedenfalls hat die direkte Tiefenthermometrie am Gehirn erwiesen, daß ein unmittelbar auf den Schädel angewendeter Kältereiz auf das Gehirn abkühlend wirkt, was zum wesentlichen Teil auf die geringere Versorgung mit Blut auf Grund kontrahierter Gefäße zurückzuführen ist, wobei die reflektorischen Einflüsse keine ausschlaggebende Rolle spielen. In gleicher Weise ergaben andere Untersuchungen, bei denen an entfernten Stellen der Peripherie Wärme- und Kältereize angesetzt werden, ein gleichsinniges Weiter- bzw. Engerwerden der Hirngefäße wie an den Gefäßen der Körperoberfläche.

Der Grund zu dem antagonistischen Verhalten der Gefäße der Körperperipherie zu denen des Verdauungsschlauches — denn bei den erwähnten Ausnahmen der Schädelhöhle, der Nieren und der Milz von diesem Antigonismus kann man nicht gut von einem solchen des „Körperinnern" schlechthin zu den peripherischen Gefäßen sprechen — ist einmal in reflektorischen Einflüssen zu suchen, ein andermal in hämodynamischen. (Die Erweiterung der Blutgefäße des Verdauungsschlauches bei äußeren Kältereizen tritt später ein als die Kontraktion der Hautgefäße.) — Die Gefäße der Muskulatur reagieren in gleichem Sinne wie die Hautgefäße, wenngleich auch zwischen ihnen bei manchen Untersuchungen Verschiedenheiten zutage getreten und beobachtet sind. — So klar in vielen Beziehungen die Verhältnisse bezüglich der Einwirkung thermischer Anwendungen auf die verschiedenen Gefäßprovinzen zu liegen scheinen, so bestehen doch auch Widersprüche, nicht nur in den Beobachtungsresultaten selbst, sondern auch in ihren Deutungen, die noch weiterer Klärung bedürfen. Das aber ist klar: die Möglichkeit, vermittelst hydriatischer thermischer Einflüsse von außen her gewichtige Umschaltungen der Blutmassen im Organismus zu erzielen, ist gegeben. — Es möge schließlich noch erwähnt werden, daß mechanische Einflüsse und Reizungen in allen Fällen dazu beitragen, — etwa im Kontraktionszustand befindliche — Gefäße zu erweitern, so daß bei kalten Bädern und Duschen usw. durch den mechanischen Reiz die Hautgefäße schnellstens aus ihrem primären Kontraktionszustand gelöst werden können (s. a. S. 7).

2. Einfluß auf das Herz, den Blutdruck, die Herzarbeit.

a) Die allgemeinen äußeren Kältereize verlangsamen — in manchen Fällen erst nach kurzdauernder Beschleunigung — die Herztätigkeit; Wärmereize beschleunigen sie, und zwar, je intensiver sie sind, um so stärker. Auch örtliche Kälteanwendungen, zumal auf die Herzgegend appliziert, vermögen in vielen Fällen eine Verlangsamung der Herztätigkeit zu erzielen, die wohl mehr eine Folge der damit erzielten körperlichen Ruhe und einer reflektorischen Einwirkung auf die Herznerven, als eine solche der direkten Herzkühlung sein dürfte.

b) Der Blutdruck wird bei allgemeinen Kälteprozeduren erhöht, bei warmen — dagegen nicht bei kurzwährenden heißen — Anwendungen erniedrigt. Daß diese Erscheinungen nicht so sehr die Folge der unmittelbaren Einwirkung auf das Herz, trotzdem auch da auf dem Wege der elektrokardiographischen Aufnahme eine günstige Beeinflussung festgestellt werden konnte, sondern noch mehr derjenigen auf die Gefäße sind, dürfte naheliegen. Denn die die Wand der peripherischen Gefäße primär kontrahierenden Reize (Kälte und Hitze) bringen auch eine Steigerung des Blutdrucks, alle die Gefäßwand ebendaselbst zur primären Dilatation bzw. Erschlaffung bringenden Reize (Wärme) auch ein Absinken des — ja nicht nur von der Herzbeschaffenheit, sondern auch von dem Gefäßwiderstand bzw. der Wandbeschaffenheit abhängigen Blutdrucks — zustande. — Erfolgt eine erhebliche Verschlechterung der Herzarbeit, so bei längerdauernden Hitzeprozeduren, so sinkt auch da im Gegensatz zu kurzdauernden Hitzeanwendungen der Blutdruck ab, was bei Licht-, Heißluft- usw. Bädern zu berücksichtigen bleibt, besonders bei Patienten in höherem Lebensalter. — Der Einfluß lokaler Kälteanwendung auf den Blutdruck ist nicht sichergestellt; Prozeduren, mit denen stärkere mechanische Reize verbunden sind (Duschen, Abreibungen usw.), ziehen eine Erhöhung des Blutdrucks nach sich, auch wenn der thermische Reiz allein eine Blutdrucksveränderung bzw. -senkung im Gefolge haben würde, während mildere mechanische Eingriffe (Duschen ohne stärkeren Druck usw.) keine Veränderung des Blutdrucks bedingen.

c) Die Einwirkung thermischer Prozeduren auf die Herzarbeit ist nicht eindeutig festgestellt. Während die einen Untersucher eine Steigerung des Schlagvolumens bei kalten Bädern, ein Absinken bei heißen fanden, ergaben die verschiedensten Untersuchungsarten anderer Beobachter das gerade Gegenteil. Es erübrigt sich deswegen auch, unter diesen Umständen entsprechende Erklärungsversuche zu geben. — Jedenfalls ist bei der noch nicht erzielten Einhelligkeit der Arbeitsergebnisse und Ansichten über die Einwirkung thermischer Einflüsse auf den Blutdruck und die Herzarbeit Vorsicht bei der Auswertung in der Therapie geboten. Es wird einer Sonderbeobachtung beim Beginn der Behandlung in fast jedem einzelnen Krankheitsfall bedürfen, wobei das subjektive Empfinden des Kranken nicht ohne Betracht gelassen werden sollte, um Fehler und etwaige abträgliche Folgen zu vermeiden; die unter anderem zu gewärtigen sind, wenn der Arzt des Glaubens sein sollte, daß z. B. die an gesunden Menschen oder an Tieren gewonnenen Erfahrungen schlechthin für die Anwendung am Krankenbett Geltung besitzen.

In entgegengesetzter Weise wie bei äußerer thermischer Reizung reagieren die peripheren Gefäße nach Anwendung kalter und warmer Reize von innen her. Sowohl nach dem Trinken kalten Wassers wie auch nach der Einverleibung desselben per anum tritt eine, auf plethysmographischem Wege zu erweisende Erweiterung der Gefäße in der Peripherie bzw. verstärkte Blutzufuhr zu ihnen ein, während nach innerlichem Gebrauch heißen Wassers — über 40° bis 45° — das Gegenteil von obigem zu beobachten ist. Die Schlußfolgerung, daß im ersten Fall mindestens die Abdominalgefäße bzw. die Gefäße des Verdauungsschlauches sich kontrahieren und im zweiten sich erweitern und sodann ein „kompensatorischer Blutaustausch", wie früher schon betont, zwischen den antagonistisch gestimmten Gefäßen der Bauchhöhle und denen der Peripherie stattfindet oder doch stattfinden kann, liegt nicht fern.

II. Teil.

Technik der Wasseranwendungen.

Vorbemerkungen.

1. Bei allen Wasseranwendungen irgendwie eingreifender Art, seien sie heiß oder seien sie kalt, hat es sich als nützlich und notwendig erwiesen, bes. bei älteren und zu Kongestionen neigenden Personen, eine Kühlung des Gesichts, Halses und Nackens sowie des Kopfes vorzunehmen. Sie erfolgt, indem man diese Teile mit kühlem Wasser abwäscht und Kopf und Stirn entweder mit turbanartig gewundenen, kaltem, feuchtem Handtuch umwindet oder eine angefeuchtete Leinenkappe aufsetzt oder schließlich einen, mit kühlem Wasser durchflossenen Kühlschlauch (s. diesen) auflegt. Diese Maßnahmen finden ihren Grund in der Absicht, die „Rückstauungskongestion" (Winternitz) nach dem Gehirn, die auch als „reaktive Wallung" (Schüller) oder „zentrale Wallung" (Matthes) bezeichnet ist, bei den betreffenden Wasseranwendungen zu verhindern. Diese Erscheinung ist nichts anderes als die erfahrungsgemäß nicht selten eintretende Überfüllung der Gefäße der Schädelhöhle mit Blut bei kalten Wasseranwendungen. Ob die Kopfkühlungen in der Tat aber nun die beabsichtigte Verengerung der Gefäße in der Schädelhöhle bewirken, dafür steht der exakte Beweis noch aus. Jedenfalls wirken sie in der Tat erfrischend, benehmen etwa vorhandenes Schwindelgefühl und beugen oft Kopfschmerzen, Ohrensausen und ähnlichen Begleiterscheinungen vor. Auch bei warmen und heißen Prozeduren werden diese „Vorbauungen" mit gutem Erfolge angewandt, wenngleich hier die Erklärung ihrer Wirksamkeit auf noch schwächeren Füßen steht als bei den kalten *).

*) Die Japaner beugen unangenehmen Gehirnerscheinungen bei ihren heißen Bädern — im Gegensatz zu unseren Maßnahmen — dadurch vor, daß

Die Erfahrung lehrt jedoch, daß die Kühlungen des Kopfes usw. auch bei heißen Prozeduren außerordentlich erquicken, das Hitzegefühl im Kopf und Gesicht vermindern und dazu mitwirken, daß diese Applikationen für längere Dauer ohne Schaden verordnet und durchgeführt werden können, als wenn sie unterbleiben.

2. Der Erfolg aller Kaltwasseranwendungen hängt vor allem anderen von dem Eintritt der sogenannten Reaktion ab. Man versteht darunter die — auf die primäre, durch den Kältereiz bedingte Kontraktion der Hautgefäße — folgende Erweiterung derselben, verbunden mit vermehrter Durchblutung und Rötung der Haut sowie einem behaglichen Wärmegefühl. Im allgemeinen gilt die Regel: je kälter die Wassertemperatur, je kürzer der Kältereiz ist und je energischer der mechanische Reiz einwirkt, um so prompter tritt die Reaktion ein. Da sie ferner leichter und intensiver erzielt wird, wenn der Körper warm und seine Haut gut durchblutet ist, so begreift man, warum, zumal in kalter Jahreszeit, auf eine gewisse Vorbereitung des Körpers nach dieser Richtung hin, besonders bei anämischen und schwächlichen Individuen, zu sorgen ist. Man kann dies sehr wohl erreichen, indem der Patient vor der kühlen Wasseranwendung sich körperliche Bewegung verschafft oder für kurze Zeit — ca. 2 bis 3 Minuten — erwärmenden Prozeduren (Licht-, Heißluftbad u. a. m.) ausgesetzt wird. Aus demselben Grunde tritt auch bei kalten Duschen schneller die Reaktion ein, wenn vorher eine warme Dusche verabreicht ist, d. h. mit anderen Worten: die Chance, eine Reaktion zu erzielen, ist bei den wechselwarmen Duschen erheblich größer als bei kalten Duschen allein. Eine weitere Unterstützung bei dem Streben nach Reaktion bringt uns das nachfolgende Abtrocknen. Man gebraucht dazu ein grobes Leinen oder Gerstenkornleinen, welches so groß sein soll, daß es, umgehängt, den Körper völlig umhüllt. Die Abtrocknung geschieht zweckmäßig, in dem nicht mit, sondern auf dem Tuch mit langen Zügen der flach aufgelegten Hände entweder seitens des Badedieners oder des Patienten allein gerieben wird. Daran schließt sich bei schwächlichen

sie Gesicht und Kopf mit heißem Wasser abwaschen oder übergießen. Entsprechende Versuche im Universitäts-Institut für Hydrotherapie haben aber in ihren Ergebnissen die angeblichen guten Erfahrungen der Japaner nicht zu bestätigen vermocht.

Individuen Bettruhe für 1/2 bis 1 Stunde oder Lagerung auf dem Ruhebett unter Umhüllung mit mehreren wollenen Decken; kräftigere kleiden sich ungesäumt an und machen sich darauf, sei es durch Gehen oder Laufen, sei es durch Turnen, tüchtig körperliche Bewegung. — Ein einfaches und zugleich sicheres Mittel, die Reaktionsfähigkeit festzustellen, besteht darin, daß man an dem Patienten zuerst eine Teilabwaschung (s. d.) vornimmt: reagiert er bei dieser mit sich schnell rötender Haut, so können auch andere, energischere Kaltwasseranwendungen mit begründeter Aussicht auf Erzielung der Reaktion verordnet werden; jedenfalls empfiehlt es sich dringend, daß der Arzt bei den ersten Wasserprozeduren zugegen ist, um sich persönlich von der Reaktion zu überzeugen, da auch in der Hydrotherapie ein strenges Individualisieren durchaus am Platze ist. Nach **lang** dauernden kalten Prozeduren, mit denen eine Wärmeentziehung beabsichtigt wird, sollen die Kranken in ganz besonderem Maße durch tüchtiges Frottieren evtl. mit angewärmten Tüchern und nach dem Ankleiden durch kräftige, körperliche Tätigkeit für den Eintritt reaktiver Erwärmung und des Wohlgefühls sorgen. Daß das reaktive Wohl- und Erfrischungsgefühl nach kurzen, kalten Ganzanwendungen zum großen Teil auf dem Wege reflektorischer Beeinflussung des Zentralnervensystems zustandekommt, soll nicht bestritten werden; andrerseits muß aber auch in Betracht gezogen werden, daß die durch den Kaltreiz — meist verstärkt durch einen mechanischen Reiz — beeinflußte Haut zu erhöhter Produktion ihrer Eigenstoffe schreitet, die, ähnlich dem parenteral eingeführten Eiweiß- usw. Stoffen, eine erhöhte Leistungssteigerung und ein Erfrischungsgefühl hervorzurufen imstande sind*).

3. Auf **warme** Allgemein-Prozeduren folge stets, falls nicht ausgiebigeres Schwitzen (s. a. Schwitzbäder) das erstrebte Ziel ist, eine kurze kühle Prozedur (Halbbad, kühles Vollbad, Fächer- oder Regendusche usw.), welche die vorher erschlafften und erweiterten Hautgefäße zur Kontraktion anregen soll, um auf solche Weise die Gefahr etwaiger Erkältung herabzumindern und den drohenden Wärmeverlust zu verhindern.

---

*) Siehe auch Krebs: Die Beziehungen der Esophylasie zur physikal. Therapie. D. med. Woch. 1920, Nr. 31.

Stets möge man sich bewußt bleiben, daß die Kunst des sich der Hydrotherapie bedienenden Arztes vor allem in der exakten Dosierung der hydriatischen Reize besteht: Daß dazu eine völlige Beherrschung der hydriatischen Technik und eine genaue Kenntnis der Wasserwirkung auf den gesunden und kranken Organismus erforderlich ist, liegt auf der Hand.

I. Direkte Einwirkung des Wassers.

A. Bäder: I. Voll-, II. Halb-, III. Teilbäder.

I. Vollbäder. Das Wasser bedeckt den Körper des Badenden völlig bis zum Halse.

a) Warme oder heiße (38—42° C. und darüber) Bäder rufen Schweiß und schließlich auch Temperatursteigerung hervor. Bei längerer Dauer ermüden sie, bei einer Dauer von ½ bis 2 Minuten steigern sie dagegen die Muskelkraft und beseitigen etwaige körperliche Ermüdung: eine Erfahrung, die nach Baelz den Japanern seit langem bekannt und von ihnen entsprechend verwertet wird.

b) Laue Vollbäder (33—36° C) beruhigen und schläfern ein; bei Nephritikern in der Dauer bis zu 1 Stunde gegeben befördern sie die Stickstoff- und NaCl-Ausscheidung; zur Herbeiführung von Beruhigung können sie von ½ Stunde Dauer bis zu mehreren Stunden verordnet werden, wobei auf eine möglichste Konstanz der Temperatur Bedacht genommen werden muß. Um Schlaf zu erzielen, empfiehlt es sich, den Kranken nach dem Bade nicht abzutrocknen, sondern ihn feucht auf ein über das Bett gebreitetes Laken legen, darin einschlagen und dann weiter zudecken zu lassen. Soll das laue Bad als Dauerbad verabreicht werden, so wird der Patient auf ein mit Holzschrauben an der Wannenwand befestigtes, in das Wasser hineinhängendes Laken gelegt, während der Kopf auf einen Gummikranz zu ruhen kommt. Über die Wanne werden möglichst wasserdicht imprägnierte wollene Decken gebreitet. Die Regulierung der Wasserwärme erfolgt entweder durch wiederholtes Zugießen oder durch den von der Industrie zu diesem Zwecke empfohlenen Hydro-Thermostaten (Knoke u. Dressler in Dresden).

c) Kühle bis kalte Vollbäder (32° C. — Brunnentemperatur) setzen, je länger ihre Dauer und je niedriger ihre Wärme, um so energischer die Körperwärme herab, besonders wenn damit gleichzeitig mechanische Abreibungen — Frottieren und Bürsten — und körperliche Bewegungen — Schaukeln usw. — verbunden sind, wodurch außerdem ihre an und für sich schon erregende Wirkung noch gesteigert wird.

d) Eine Abart der kalten Vollbäder sind die Tauchbäder nach Curie; ihre Temperatur beträgt 20 bis 15° C, die Dauer 1 bis 2'. Der Patient steigt hinein, taucht einmal unter und macht in liegender Haltung energische Vor-, Rückwärts- und Seitenbewegungen. Auch diese Bäder erfrischen und regen ungemein an.

e) Die Bewegungsbäder für Ischias nach Brieger werden zweckmäßig in größeren Badewannen, als sie gemeinhin in den Haushaltungen vorhanden sind, verabreicht. Die Temperatur wird zwischen 36 und 38° C gewählt, die Dauer je nach Ermessen bis zu einer halben Stunde. In den ersten Tagen werden in sitzender oder liegender Haltung ganz geringe passive und aktive Bewegungen der Beine gemacht; diese nehmen von Tag zu Tag zu und werden vervollständigt, in dem der Patient sich umdreht, auf die Hände stützt und nun Hebungen und Senkungen des Gesäßes vornimmt, so zwar, daß auf eine möglichst ausgiebige Bewegung der unteren Rücken- und Lendenwirbelsäule geachtet wird.

f) Für die kinetotherapeutischen Bäder nach Leyden-Goldscheider mit indifferenter Temperatur bedarf es so großer Wannen wie bei e) nicht. Sie dienen dazu, um bei — schlaffen oder spastischen — Lähmungen bzw. lähmungsartigen Schwächezuständen die erste kleinste Bewegung der erkrankten Glieder vermöge der Triebkraft des Wassers zu ermöglichen oder zu erleichtern (evtl. 2 bis 3 Proz. Soolezusatz). — Besondere Bewegungswannen ermöglichen es in praktischer Weise, den mechanischen Reiz während eines Bades evtl. noch energischer zu gestalten. So die „Rudra“wanne, in welcher der Badende durch Zug an elastischen Gummibändern Ruderbewegungen macht und eine sehr erhebliche Körperarbeit leistet und sodann auch das Wasser in starke, die Haut reizende Bewegung versetzt. Bekannt ist ferner die „Wellenbadschaukel“; die „Undosa“ ist eine Wellenbadewanne, bei der eine elektrisch getriebene Pendelschaufel einen Wellenschlag erzielt, während in der „Strombadewanne“ (Höglauer-München) das Wasser durch ein Rad in beständig fließender Bewegung erhalten wird. Dauer 5 bis 10 bis 30′. Temperatur in den zur Anregung gegebenen Bewegungsbädern meist 30 bis 25 bis 20°. Über Vollbäder bei akuten Infektionskrankheien siehe dort.

Vollbäder mit arzneilichen Zusätzen.

Kohlensäure-Bäder. Für den Hausgebrauch stellt man die künstlichen CO_2-Bäder auf verschiedene Weise her. 1. Zu dem fertig temperierten Bade von 35 bis 33 bis 30° C wird je 1 kg Natr. bicarb. u. acid. hydrochl. crud. hinzugesetzt. Zuerst das Alkali über die ganze Wanne verbreitet, sodann nach Eintauchen des Salzsäuregefäßes unter der Oberfläche langsames Ausfließenlassen der Säure. (Im Bade möglichst keine Bewegung machen; eventuell Überdecken der Wanne mit einer Decke, um Einatmung der CO_2 zu verhindern.) Quaglio leitet verdünnte HCl durch einen Heberschlauch in das mit Natr. bicarbon. versetzte Bad.

2. Eine weitere Art ist die: saures schwefelsaures Natron und kohlensaures Natron werden in gleichen Gewichtsverhältnissen dem Wasser zugefügt, am besten in Form der, von Sandow in Hamburg in den Handel gebrachten Präparate, von denen ein Vollbad 4 Päckchen à 250 g Natr. bicarbon. und 4 Tafeln, enthaltend 1400 g Kal. bisulfur., erhält. Es ist dabei zu bemerken, daß für die Bäder mit Säurezusatz möglichst keine Metallwannen benutzt werden, da sie mehr oder minder davon angegriffen werden. Weniger ist dies der Fall, wenn als Säure die Essigsäure mit Chlorkalziumzusatz gewählt wird (Kopp & Joseph-Berlin), oder bei den „Zeobädern“ derselben Firma, bei denen zu dem Natrumbikarbonat Ameisensäure, eventuell unter Beimengung von Fichtennadelextrakt, Terpenen, Menthol usw. hinzugefügt wird. Für Badeanstalten sind vor allem die von der Firma Fischer & Kiefer in Karlsruhe hergestellten künstlichen CO_2-Bäder zu nennen. In dem betreffenden Apparat wird zuströmendes kaltes Wasser in einem Zylindergefäß innig mit Kohlensäure gemischt und so CO_2 beladen der mit warmem Wasser bereits halb usw. gefüllten Wanne zugeführt. Der die Wanne nach ihrer Füllung betretende Patient muß sich auch hier möglichst ruhig verhalten und wird vor dem etwaigen Einatmen der CO_2 durch das Überbreiten einer Decke über das Bad geschützt. Auch die neuerdings unter dem Namen „Kosapp“ in den Handel gebrachten

Konstruktionen sind geeignet, gute Kohlensäurebäder zu erzeugen.

Die Dauer der CO_2-Bäder soll von anfänglich 5 bis 10′ später bis auf ½ Stunde gesteigert werden, die Temperatur nicht über 35° C hinausgehen, während andrerseits sogar noch Temperaturen von 25° C manchmal nicht als unangenehm und kalt empfunden werden. Ob dies eine Folge der in diesen Bädern stark hyperämisierten Haut ist oder ob dies Wärmegefühl daher rührt, daß die Haut gewissermaßen von einer Atmosphäre von Gas — die CO_2-Bläschen überziehen den ganzen Körper — von 35 bis 25° C umgeben ist, welcher Luft- bzw. Gaswärmegrad bekanntlich noch als warm empfunden wird, oder ob nicht allein durch die CO_2 eine Reizung der Wärmepunkte verursacht wird (Goldscheider), steht dahin. Jedenfalls erscheint es nicht unwesentlich, daß in den CO_2-Bädern auf längere Zeit hin die Kranken Temperaturen ausgesetzt werden können, die sie in einfachem Wasserbade als kalt empfinden und in denen sie frösteln würden. Die Wirkung auf den Körper ist bisher noch nicht eindeutig festgestellt, doch scheint festzustehen, daß das Nervensystem durch sie angeregt und das Herz mehr geübt als geschont wird — zumal bei niedrigen Temperaturen des Wassers. Ferner muß auch an eine Übung der Kontraktilität der Gefäße gedacht werden, die direkt und reflektorisch bewirkt wird, wodurch die Aufgabe und Fähigkeit der Gefäße, einen Teil der an das Herz gestellten Ansprüche selbst zu befriedigen, erhöht und gesteigert wird (Sittmann). Allerdings müssen Herz und Gefäße noch in einer Verfassung sein, daß sie auf derartige Reize und Einflüsse reagieren können. Kohlensäuregasbäder ohne Wasser rufen ebenfalls eine Erweiterung der Hautkapillaren, Tonisierung der Gefäße und Wärmegefühl hervor; letzteres tritt bereits bei einer Temperatur des CO_2-Gases von 20° C ein, was bei gleichwarmer atmosphärischer Luft nicht beobachtet wird.

Der Zusatz von 1 bis 5 Proz. Soole, evtl. mit 0,1 bis 0,3 Proz. Chlorkalzium oder Nauheimer Salz trägt dazu bei, diese künstlichen CO_2-Bäder den natürlichen Nauheimer Bädern sehr ähnlich zu machen und ihre Wirkung noch zu erhöhen (s. auch S. 95).

Nach dem Bade ist eine halb- bis einstündige Ruhe geboten.

Sauerstoffbäder und Luftperlbäder. Das Sauerstoffbad wird künstlich hergestellt, und zwar entweder durch Hineinleiten des „O“gases aus Bomben in das Badewasser, oder durch Erzeugung des Gases vermittels im Wasser aufgelöster Chemikalien (z. B. der „Ozet“-zusätze). Dauer des Bades bis 15 ja 20′, Temperatur 33 bis 35° C. — Die Sauerstoffbläschen sind kleiner als die CO_2-Bläschen und üben nicht den Wärmereiz aus wie die CO_2; auch fehlt bei den „O“-Bädern meist auch die bei den CO_2 stets beobachtete Hautrötung. Der Effekt der O-Bäder ist beruhigend und meist mehr weniger Blutdruck herabsetzend. Da sie eine mehr schonende Behandlung für das Herz und das Gefäßsystem darstellen und milder auf diese als die CO_2-Bäder wirken, empfiehlt es sich, sie bei erhöhtem Blutdruck und arteriosklerotischen Beschwerden in erster Linie und evtl. beim Beginn einer Herzbadekur überhaupt zu verwenden. — Den „O“-Bädern nahe stehen die Luftperlbäder, die nervöse Menschen suggestiv beruhigen, im übrigen aber keinen nachweisbaren Einfluß auf das Gefäßsystem ausüben.

Andere arzneiliche Zusätze: Soolebäder (Staßfurter Badesalz od. dgl.) 1 bis 5 Proz. stark. Das Salz muß vorher in einem Gefäß mit Wasser gelöst und durch ein Seituch gegossen werden, da das Salz meist durch eine starke Menge erdiger Bestandteile verunreinigt ist. Temperatur anfangs 34 bis 33° C, späterhin bis 30° und tiefer; Dauer 1/4 bis 1/2 Stunde, jeden zweiten Tag ein Bad, danach Ruhe. (Falls Zinkbadewanne benutzt, sofort nach Ablaufen des Badewassers mit heißem, reinen Wasser nachspülen)! Fichtennadelbäder, 200 bis 500 g Fichtennadelextrakt zu einem Bad von 33 bis 36° C und 15 bis 20′ Dauer; möglichst ebenfalls keine Zinkwannen. Seine Wirkung ist erfrischend, anregend und nicht zuletzt wohl auch suggestiv. Sehr praktisch erscheint der Ersatz dieses Kiefernadelextraktes durch neue Präparate wie Fluinol, Pinofluol u. a. m., da nur geringe Dosen derselben, die auch in Tablettenform erhältlich sind, zur Bereitung des Bades benötigt werden. Wirkung die gleiche. Kräuter- usw. Bäder: meist Zusatz von 250 g spec. aromaticae, und zwar je 1 Teil von Pfefferminz, Rosmarin, Thymian, Majoran, Lavendel, je 1/2 Teil von Gewürznelken und Kubeben. Weitere aromatische Bäder erfordern Zusätze: Kamillen 1/2 bis 1 kg, Kalmuswurzel 1 kg, Fliederblüten, Pfefferminzblätter, Wochholderbeeren, stets in einer Menge von 250 bis 500 g auf ein warmes Bad. Zu Heublumenbädern werden 1 kg getrockneter Blüten oder Samen der Gräser oder Herb. Melliloti, zu Haferstrohbädern gesottenes Haferstroh benutzt: 500 g gutes, klein geschnittenes Haferstroh werden 1 Stunde lang in 5 l Wasser gekocht und das daraus entstandene Extrakt dem Bade zugesetzt. Senfbäder werden unter Zusatz von 150 bis 400 g Senfsamen zu warmen bis heißen Wasserbädern bereitet. — Dauer nur wenige Minuten. — All diese letztgenannten Bäder reizen die Haut (besonders stark die Senfbäder) mehr weniger und besitzen auch eine gewisse Einwirkung auf die Vorstellung der Kranken. Reizmildernd wirken dagegen Kleie- und Malzbäder. Zu ersteren werden 1 bis 2 kg Kleie, zu letzteren 2 bis 3 kg Malz benutzt, vorher in kleinem Kessel gekocht und dann evtl. durchgeseit dem Bade zugesetzt; Mandelkleie kann dagegen ohne weiteres hineingetan werden.

Ausgesprochen medikamentöse Bäder sind Lohebäder (entweder 200 bis 300 g Tannin oder eine Abkochung von 2 bis 3 kg Lohe für das Bad) und Eichenrindenbäder (Abkochung von $4^1/_2$ bis 1 kg Eichenrinde für das Bad); bezüglich Sublimat-, Ichthyol- und ähnlicher Bäder siehe die Arzneimittelbücher.

Elektrische Lohtanninbäder sind galvanische Wasserbäder, denen eine aus Fichten- und Eichenrinde hergestellte Lohbrühe zugesetzt ist (5 kg Extrakt auf 1 Bad). Temperatur 34 bis 37° C. Dauer 20 bis 30′. Die Art der Wirkung ist unklar; angewandt werden sie bei Gicht, rheumatischen Affektionen und Gelenksteifigkeiten sowie Varikositäten.

Elektrische Vollbäder.

Das Wasser stellt gewissermaßen die Elektroden dar. Je nachdem nur eine Elektrode oder zwei dem Wasser den galvanischen, unterbrochenen oder Wechselstrom zuführen, unterscheidet man mono- und dipolare Bäder (bei den ersteren berührt die 2. [Neben]Elektrode den Körper). Das dipolare Bad wird meist in Form des Gärtnerschen Zweizellenbades verabreicht, da im gewöhnlichen dipolaren Bade zu wenig Strom durch den — einen stärkeren Widerstand als das Wasser leistenden — Körper geht. In diesem Zweizellenbad wird eine Gummischeidewand, Diaphragma, mit einer nach unten freien Öffnung senkrecht und quer in die Mitte der

Wanne gestellt. Der Körper des Badenden wird so in querer Richtung völlig von der den Wandungen der Wanne gut anliegenden Gummiwand umschlossen und der elektrische Strom muß nun durch den Körper fließen, um von der positiven Elektrode zu der negativen Elektrode zu gelangen.

Bei monopolaren galvanischen Bädern unterscheidet man Anoden- und Kathodenbad, je nach dem das Badewasser die Anode oder Kathode erhält; bei den dipolaren galvanischen Bädern wird meist die Anode am Kopfende, die Kathode am Fußende angesetzt; bei den faradischen Bädern ist die Stellung der Elektroden gleichgültig. Bei den galvanischen Bädern beginnt man mit einer Stromstärke von 4 bis 5 MA und steigert sie allmählich so lange, bis der Kranke den Strom eben verspürt (50 bis 100 MA); der faradische Strom soll nur eben so stark sein, daß der Badende ihn am Körper als angenehmes Prickeln, an der Elektrode nur um ein weniges stärker empfindet.

Das galvanische, weniger häufig angewendete Bad hat einschläfernde und beruhigende Wirkung, während das faradische anregt und erfrischt. Dauer der Bäder 5 bis 10 bis 15′, Temperatur 35° C. Bei Neuralgien, Neurasthenien besonders des Herzens, sensiblen Störungen der Extremitäten, mäßigen Herzschwächezuständen mit geringem Blutdruck wirken die letztgenannten Bäder in vielen Fällen in einwandfreier Weise günstig.

Als 3. Stromart verwenden wir in der Hydrotherapie den 3phasigen sinusoidalen Wechselstrom *). Das An- und Abschwellen desselben geschieht gleichmäßiger als bei dem ihm sonst näherstehenden faradischen Strom, dessen Stöße ungleich sind, weil der Öffnungsstrom wesentlich stärker als der Schließungsstrom ist. Wegen dieser größeren Gleichmäßigkeit ist es auch möglich, den sinus. Wechselstrom in größerer Stärke als den faradischen anzuwenden, zumal auch der Muskeltetanus beim Wechselstrom später eintritt als beim faradischen Strom. Das hat andererseits wieder eine Gefahr, weil man durch das späte Eintreten einer auch subjektiv empfundenen Reizwirkung sich dazu verleiten lassen kann, eine zu große Dosis des Wechselstromes anzuwenden,

*) Der dreiphasige Wechselstrom entsteht, wenn in einem magnetischen Felde drei Drahtspulen rotieren, die in einem Winkelabstand von 120° stehen. Die drei entstehenden Stromkurven verlaufen in stets gleichen Abständen und sind ineinander verschlungen.

der besonders auf das Herz schädlich (Sekundenherztod) einzuwirken vermag. — Neben dem leichten Hautreiz tritt als hauptsächliche Wirkung die Beeinflussung des Zirkulationssystems in die Erscheinung: Vergrößerung des Schlagvolumens, Pulsverlangsamung, Erhöhung des Blutdrucks.

Dauer der Bäder 5 bis 10′, Temperatur 35 bis 32° C. Bei ihrer Verabreichung ist noch zu beachten, daß der Strom erst geschlossen wird, wenn der Patient sich bereits im Bade befindet, und daß die alte Regel des Ein- und Ausschleichens mit dem Strom ebenso wie bei den galvanischen und faradischen Bädern nicht vernachlässigt wird.

Als Ersatz für diese ein- und zweizelligen Bäder und die in ihnen bewirkte allgemeine Elektrisation hat Schnée die Vierzellenbäder in die Therapie eingeführt. Sie sind bequemer im Gebrauch, denn der Patient braucht nur die Hände und Unterarme, sowie Füße und den unteren Teil der Unterschenkel zu entblößen und in das Wasser der aus Glas oder Porzellan bestehenden kleinen Wanne zu tauchen. In jeder Wanne enden je 1 bis 2 breite Kohlenelektroden, die mit einem Schalttableau verbunden sind. Jede Stromart kann hindurchgeschickt und auch dahin gewechselt werden, daß der Strom beliebig an einer bis drei Stellen ein- und austreten und den Körper nach jeder Richtung hin durchfließen kann. Die Wirkung dieser Bäder entspricht den bei den betreffenden anderen elektrischen Bädern erwähnten.

II. Halbbäder. In ihnen reicht das Wasser dem in der Wanne Sitzenden bis zum Nabel, d. h. die Wasserhöhe beträgt etwa 20 cm. Der Patient lehnt sich zurück, spreizt die Beine und wird an der Vorderseite des Rumpfes von dem seitwärts stehenden Badediener vielfach mit einer 1 bis 2 l fassenden Bütte, die er stets erneut in das Badewasser taucht und mit ihm füllt, so lange übergossen, bis die Haut sich rötet; sodann richtet der Badende sich auf, reibt Brust, Arme und Beine selbst, während der Badediener in gleicher Weise wie vorn, nunmehr den Rücken übergießt, bis ebenfalls dort Rötung eintritt. Darauf reibt derselbe mit beiden flach aufgelegten Händen mehrfach den Rücken, läßt den Kranken sich danach zurücklehnen und reibt dessen Arme und Beine durch — sich in der Richtung entgegenarbeitende — Handbewegungen. Schließlich läßt er kälteres Wasser zum Badewasser zufließen und übergießt weiter — das Badethermometer zur Kontrolle in der einen Hand — mit dem so abgekühlten Wasser den Vorderkörper des Kranken solange, bis der verordnete tiefste Grad des Wassers erreicht ist. (Kopfkühlung!)

Anämischen, schwächlichen Patienten verordnet man, falls sie nicht warm genug vor dem Bade sind, am besten für wenige Minuten zuvor ein Glühlicht- oder Heißluftbad, da man so die Bedingungen zum Eintritt der Reaktion verbessert. Nach dem Bade: Abtrocknen durch Klopfen oder Reiben auf dem groben Badelaken (Gerstenkornleinen!), schnelles Anziehen und darauf für kräftigere Kranke energische Bewegung, für schwächere $^1/_2$ bis 1 Stunde Ruhe. Anfangstemperatur 34 bis 32° C, Endtemperatur 30 bis 25° C, Dauer 3 bis 5′. Um gewissen Indikationen zu genügen, werden am Schlusse des Bades manchmal „Güsse" aus größeren, 5 bis 7 l fassenden Gefäßen oder Eimern aus 1 bis $1^1/_2$ m Höhe verabfolgt, z. B. Nacken- oder Bauchgüsse bei Asthma.

III. Teilbäder. F u ß b ä d e r werden entweder in einfachen Fußwannen oder als f l i e ß e n d e Fußbäder in einer mit Zu- und Abfluß versehenen Fußbadewanne bzw. in einer etwa $1^1/_2$ m langen, 1 m breiten und 15 cm tiefen Mulde im Fußboden verabreicht, die ebenfalls mit Zu- und Abfluß versehen ist und dazu dient, daß der Patient in ihr hin- und hergehen kann. K a l t e Fußbäder, in denen zur Verstärkung der Wirkung bzw. der Reaktion zweckmäßig noch die Füße wechselweise aneinander gerieben werden — Fußfläche gegen Fußrücken — bessern, wenn 2′ lang gegeben, die Zirkulation in demselben und den distalen Enden der Unterschenkel, schaffen warme Füße und wirken reflektorisch gegen Kongestionen des Gehirns und auch der Bauchorgane. (Kopfkühlung!)

H e i ß e Fußbäder von 40° C und darüber, eventuell mit Senfmehlzusatz, verfolgen und erreichen im allgemeinen denselben Zweck wie kurze, kalte Fußbäder. Dauer 5 bis 10′.

F l i e ß e n d e (kalte) Fußbäder. Zu dem Reiz der kalten Temperatur tritt noch der mechanische, der durch das dauernd zufließende, sei es in e i n e m Strahl, sei es in mehrere feinere Strahlen gespaltene Wasser bedingt wird. Wasserhöhe bis zum Knöchel, Temperatur Brunnenwärme. Dauer 1 bis 2′. Dieselbe Wirkung wie bei den ruhigen, kalten Fußbädern, nur verstärkt; die Hinzunahme von kalten Strahl- oder Fächerduschen auf den Fußrücken oder -sohle, gestaltet ein solches Fußbad zu einer sehr energischen Prozedur.

Das Wassertreten in der Wanne ersetzt das fließende Fußbad in nur unzureichender Weise. Das Barfußgehen auf feuchtem Rasen — Taubad! — stellt nur eine besonders bei Laien beliebte Abänderung der ebenbesprochenen Fußbäder dar. Dauer bis 15′.

Sitzbäder. Die Sitzbadewanne soll mit Seitenwülsten zum Auflegen der Unterarme und mit Rundungen für dasjenige der Oberschenkel versehen sein, damit sich der Körper während des Bades, dessen Wasser den Unterleib fast völlig und die Oberschenkel bis zur Hälfte bedecken und umgeben soll, in bequemer Haltung befindet. Wassermenge 20 bis 25 l. Man läßt am besten Unterschenkel und Füße bekleidet und bedeckt den Patienten im Bade mit einer dicken wollenen Decke.

Warme bis heiße Sitzbäder (36 bis 40° C) wirken krampf- und schmerzstillend und erweitern die Gefäße der Haut und der oberflächlichen Muskulatur, demgegenüber sich voraussichtlich die Gefäße des Darmtraktes verengern (Bruns). Dauer bis 1/2 Stunde.

Laue Sitzbäder, 32 bis 35° C, eventuell mit 1 bis 2 Proz. Soolezusatz und bei halbstündiger Dauer, beruhigen und dienen zur Aufsaugung z. B. von Beckenexsudaten.

Kühle bis kalte Sitzbäder werden in Temperaturgraden von 25 bis 5° C verabreicht und sollen nach der Auffassung von Winternitz und seiner Schule in der Dauer von 2 bis 3′ die Tätigkeit der Unterleibsorgane anregen, den Blutgehalt nach vorübergehender kurzer Verminderung — infolge Gefäßkontraktion — im Abdomen vermehren, sowie die Absonderung der Darmschleimhaut und die Temperatur im Mastdarm steigern (Anwendung bei Gehirnkongestionen, Darmträgheit). Über 10′ und noch länger ausgedehnte kalte Sitzbäder sollen dagegen in ihrer Wirkung entgegengesetzt sein (Anwendung bei Durchfall usw.). In einem gewissen prinzipiellen Gegensatz zu dieser Annahme scheinen die Resultate neuerer, sehr eingehender Untersuchungen von Bruns zu stehen. Dieser erklärt nämlich die Wirkung der kurzen kalten Sitzbäder bezüglich der Blutversorgung dahin, daß die Gefäße der Haut und oberflächlichen Muskulatur kontrahiert, diejenigen aber der Baucheingeweide von vornherein und nicht erst sekundär erweitert und hyperämisiert werden. So interessant und wichtig diese physiologischen Arbeiten auch sind, und so sehr wir durch sie einen tieferen Einblick in den Mechanismus unseres Körpers zu gewinnen imstande zu sein scheinen — die klinische Beobachtung und Erfahrung lehrt uns immer wieder und jeden Tag, daß die obigen Indikationen nach wie vor ihre Berechtigung besitzen und für unser therapeutisches Eingreifen als Richtschnur dienen müssen. (Kopf- und Gesichtskühlung!)

Fließende Sitzbäder, in denen aus kleineren, ringförmig in den Wannenwänden angeordneten Öffnungen sich gleichzeitig Duschen auf den Rumpf ergießen, regen die träge Darmtätigkeit gut an und erfrischen.

Eine nähere Beschreibung der Hand-, Ellenbogen-, Arm-, Kopf- und Gesichtsbäder erübrigt sich, da sie keiner besonderen Technik bedürfen.

Alle diese Teilbäder werden häufig „wechselwarm" verordnet. Dann muß man zwei gleiche entsprechende Gefäße bzw. Wannen benutzen und das Prinzip wahren: warm — lange, kalt — kurz; also z. B. 30 bis 40″ das warme Bad, 5 bis 10″ das kalte, und mit dreimaliger Wiederholung so fort. Sie regen durch den abwechselnden Reiz von „kalt" und „warm" erheblich an.

B. I. Güsse. II. Duschen. III. Eingießungen.

I. Güsse oder Übergießungen werden in der Regel möglichst kalt verabreicht und dürfen nur ganz geringen mechanischen Reiz verursachen. Dazu ist es notwendig, daß der Wasserdruck minimal ist bzw. daß das Instrument, aus welchem gegossen wird, mit seiner Ausflußöffnung nur 2 bis 3 cm von dem zu begießenden Körperteil entfernt bleibt. Man benutzt zum Gießen entweder eine größere Gartengießkanne mit oder ohne abgeschraubtem Brausenkopf oder einen an die Wasserleitung geschraubten, ca $1^1/_2$ m langen, 3 cm im Durchmesser haltenden Gummischlauch; aus seiner Öffnung soll das Wasser — um den richtigen Druck zu besitzen — bei nach oben gerichteter Schlauchöffnung nur etwa 4 bis 5 cm hochsprudeln. Dauer des Gusses ca. zwei Minuten bzw. im allgemeinen so lange, bis reaktive Rötung des Körperteils erfolgt ist.

Der Knieguß wird dem in einer kleinen Wanne stehenden, oder auf einem Stuhle sitzenden und die Beine in die Wanne stellenden Kranken, der zu diesem Behufe nur Schuhe und Strümpfe abzulegen und Beinkleider bzw. Röcke über das Knie emporzuhalten braucht, folgendermaßen verabreicht:

Vom linken Hacken geht der Guß über die Wade hinauf bis etwas über die Kniekehle. Sowie die erwartete Rötung eintritt — meist schon nach wenigen Sekunden — wird auf demselben Wege wieder zum Hacken hinabgegangen und rechts sodann dieselbe Prozedur vorgenommen. Darauf begießt man die Vorderseite der Unterschenkel, zuerst auch wieder links, in gleicher Weise von unten beginnend bis zum oberen Kniescheibenrande hinauf und auf demselben Wege wieder herab; bewährt besonders bei Varizenbeschwerden und Kongestionen.

Der Schenkelguß verläuft in ähnlicher Weise wie der Knieguß, nur reicht er bis zum Becken.

Beim Oberguß stützt der in einer Badewanne stehende Kranke beide Arme auf ein quer über die Wanne gelegtes Brett, gibt seinem Oberkörper eine möglichst wagerechte Haltung bis auf den Kopf, den er leicht erhebt, damit er nicht vom Guß getroffen wird. Gegossen wird: von der linken Hand beginnend den Arm hinauf bis zum Rücken; nach Eintritt der Reaktion wieder auf demselben Wege zur Hand zurück, um dann rechts in gleicher Weise zum Rücken hinaufzugießen, dort mit einem Wasserspiegel kurze Zeit den Rücken zu bedecken und dann den Guß, auf demselben Wege wieder zurückgehend, zu beendigen. (Man begießt den Arm gewöhnlich nur auf einer Seite, da es auch schon so gelingt, den ganzen Arm mit einer dünnen Wasserschicht zu umspülen.)

Der Vollguß. An dem völlig entkleideten aufrecht stehenden Patienten beginnt der Guß wieder am linken Hacken und geht dann an der Rückseite des Beins hinauf bis zur Nierengegend; nach Eintritt der Reaktion auf demselben Wege zurück; rechts wird dasselbe wiederholt. Von der rechten Nierengegend ab gießt man nun in Zickzackform den Rücken hinauf bis zu den Schultern, um über diese hinweg eine Überrieselung des ganzen Körpers vorzunehmen. Dauer ebenfalls nur wieder bis zwei Minuten. — Das mehrmalige Ausdrücken eines vollgesogenen großen Schwammes über die Schultern vermag in einfacher und zweckentsprechender Weise für den Vollguß einen gewissen Ersatz zu leisten (Schwammbad).

Der Arm-, der Brust- und der Nacken-Guß werden in analoger Art verabreicht. — Alle diese Güsse stellen einen rein thermischen Reiz dar, durch den Innervation und

Zirkulation sowie die Atmung, wenig dagegen der Wärmehaushalt beeinflußt werden. Sie dienen zur kräftigen Anregung und Ableitung nach den begossenen Körperteilen hin. Besonders bei chronisch kongestiven Zuständen des Rachens und Kehlkopfes leisten z. B. die Arm- und Obergüsse Vortreffliches.

Im Anschluß an die Schilderung der Güsse, sei noch der fließenden Rückenwaschung nach Winternitz gedacht. Der Patient sitz auf einem Schemel und erhält vom Nacken herab eine kühle bis kalte Übergießung mittels Schlauches oder Gießkanne, während der Badewärter gleichzeitig die Rückenmuskulatur streicht und reibt. Dauer nicht über eine Minute. Die zuerst krampfhafte Atmung geht schon nach einigen Sekunden zur Norm über. Wirkung: Erregung der spinalen Innervation. Besonders bei nervösem Asthma, Impotenz und nervöser Blasenstörung bewährt.

Von einigen Seiten wird der Nichtabtrocknung nach den Güssen das Wort geredet, weil dadurch die Reaktion besonders gefördert werden soll; wir halten im Gegensatz dazu kräftiges Abtrocknen, schnelles Anziehen und energische Körperbewegung nachher für den größten Teil der so Behandelten für richtiger und besser, da hiermit die Reaktion energischer befördert wird.

II. Duschen. Während die m. E. in der Praxis nicht genügend gewerteten Güsse eine Form der Wasseranwendungen darstellen, welche sich gut und bequem für die häusliche Praxis eignet, erscheint die Therapie mittels der Duschen — vielleicht bis auf die Regenbrausen — im allgemeinen mehr für das Krankenhaus bzw. für besondere Anstalten vorbehalten.

a) Bei der Regendusche fällt das Wasser aus siebartig durchlöchertem Ansatzstück auf den Körper herab und zwar möglichst nicht in senkrechter Richtung zum Fußboden, sondern in einem Winkel von ca. 45°, da sonst bei direkt von oben kommendem Anprall auf den Schädel leicht Kongestionen entstehen. Sind die Löcher des Brausenkopfes sehr eng, so daß das unter hohem Druck stehende Wasser in feinster, staubartiger Verteilung austritt, so nennt man diese Dusche „Staubdusche“. Bei der „Glockendusche“ ist der Brausenkopf statt von Löchern von kreisförmig gewundenen Spalten durchbohrt. Strömt das Wasser aus einem kapellenartigen — eigentlich mehr „vogelkäfigartigen" — Gehäuse aus allen möglichen Richtungen regenartig auf den darin stehenden Patienten, so spricht man von einer Kapelldusche, deren Anwendung überflüssig und obsolet ist. Feststehend wie alle Regenduschen ist auch die aufsteigende Sitzdusche: Der Patient sitzt auf einem lederbezogenen Eisenring, während von unten eine Regenbrause unter mehr oder minder erheblichem Druck ihr Wasser gegen After, Damm und äußere Geschlechtsteile ergießt.

b) Bei den Strahlduschen dringt das Wasser aus einem einfach durchbohrten Ansatzstück hervor, trifft in ungespaltenem Strahl den Körper und ruft den Eindruck eines Schlages oder Stoßes hervor. Ist der Druck sehr stark und der Strahl sehr fein, so haben wir die „fadenförmige" Dusche, douche filiforme (sehr wenig benutzt). Durch Vorhalten einer Fingerkuppe vor das Ansatzstück der Strahldusche oder Anbringen einer dreiseitigen Fächerklappe erhält man — wie bei der Gartenspritze — eine fächerartige Verteilung des Wassers:

c) Fächerdusche. Die Strahl- und Fächerduschen gehören zu den beweglichen, da sie nach jeder Richtung hin bewegt und erteilt werden können.

Über die Technik der Dusche-Einrichtungen und -Erteilung ist kurz folgendes zu bemerken:

Der für die Duschen erforderliche Wasserdruck soll sich variieren lassen vom schwächsten bis zu höchstens 4 Atmosphären, doch geht man gemeinhin nicht über 2 Atmosphären hinaus. Die Möglichkeit, diesen Wasserdruck zu regulieren — schwächlichere Personen vertragen starke Duschen nicht — muß ebenso gegeben sein wie die Temperaturregelung; die Einrichtung solcher Duschen mit Mischvorrichtungen erfordert besondere Aufmerksamkeit, da es nur bei ganz exakt gearbeiteten und meist auch ziemlich komplizierten Apparaten gelingt, unter gleichbleibendem Wasserdruck die Temperatur schnell zu wechseln. Es empfiehlt sich ferner, keine Quecksilber- und auch kein Spiritusthermometer auf dem Duschekatheder — von welchem zweckmäßig alle Duschen dirigiert und gegeben werden — sondern schnell reagierende Zeigerthermometer anzubringen. Soll der Patient nur eine kalte Dusche erhalten, kommen diese Punkte weniger in Betracht; soll dagegen eine wechselwarme, sog. schottische Dusche verabreicht werden, so gilt es, in jedem Falle erneut vorher festzustellen, ob die Wechseldusche nach jeder Richtung hin funktoniert, und besonders daraufhin zu prüfen, ob der gewünschte höchste Temperaturgrad (z. B. 38° C) bei Stellung des Mischhahns auf „W a rm“ erreicht bzw. nicht überschritten wird. Höhere Temperaturgrade als 40° C sollen im allgemeinen nicht zu Duschen verwendet werden, da sie leicht Schmerzgefühl bedingen. Ferner ist zu beachten, daß das Gesicht nicht von der Dusche getroffen wird und sowohl beim Duschen des Bauches und der Herzgegend wie auch des Rückgrates — vorzüglich bei Anwendung der Strahlendusche — Vorsicht geboten ist. Die wechselwarme — sei es Regen-, sei es Fächer- oder Strahlendusche — gibt man in der Regel so, daß man 4- bis 5mal mit den Temperaturen wechselt, und zwar so: warm — lang, kalt — kurz! (z. B. 15 bis 20″ warm, 5″ kalt) und mit einer kalten Anwendung schließt.

Duschen werden nur auf kurze Dauer verabreicht — bis 2′—, falls nicht eine Wärmeentziehung unter der kalten Dusche beabsichtigt ist, und beeinflussen Zirkulation und Nervensystem mehr oder minder — um so stärker, je energischer der Wasserdruck und je exzessiver die Temperaturen bzw. die Temperaturdifferenzen sind. Sie stellen ferner nicht nur eine selbständige Behandlungsart dar, sondern werden vielfach mit anderen Wasseranwendungen kombiniert oder am Schluß — besonders von Wärmeprozeduren — verabreicht. Sehr zweckmäßig erscheint eine gleichzeitige Massage während der Dusche, sei es, daß es eine Wasserstrahl- oder Dampfdusche ist: Duschemassage. Diese wird besonders in Aachen mit großem Erfolge unter Verwendung des heißen Thermalwassers bei rheumatischen und gichtischen Affektionen aller Art gegeben.

III. Eingießungen (Darm). Man benutzt dazu am besten nicht mehr die Klistiere oder Klysopompe, sondern Irrigatoren von 1 bis 2 l Inhalt, der mittels eines etwa $1^1/_2$ m langen Gummischlauches und am besten eines etwa 20 cm langen weichen Quinckeschen Darmrohres als Ansatzstück in den Darm eingegossen wird. Die eingegossene Menge soll durchschnittlich 1 l oder auch mehr betragen und der Patient angehalten werden, diese möglichst lange bei sich zu behalten. Der Wasserdruck wird auf etwa 1 m Höhe bestimmt, der Patient in Rücken- oder noch besser in linke Seitenlage gebracht und das gut eingeölte Ansatzstück in der Richtung nach hinten und links etwa 5 cm weit eingeführt. Dem eingegossenen Wasser werden zur Verstärkung der Wirkung nicht selten Zusätze hinzugefügt: 3 Proz. Kochsalz, Seife, Kamillenabkochung (2 bis 3 Eßlöffel auf $^1/_2$ l Wasser). An Stelle des Wassers bevorzugt man besonders bei spastischer Obstipation angewärmte Öleinläufe, 100 bis 200 g. Anwendungszeit der Öleinläufe abends; morgens folgt dann ein lauwarmer Einlauf mit 2proz. Salzlösung. Gegen die Verschmutzung des Bettes während der Nacht Verband mit wasserdichtem Stoff in Form der T-Binde. — Kinder legt man vor dem Einlauf in der Bauchlage über die Kniee des Pflegers, die mit einem wasserdichten Stoff, auf dem sich angewärmtes Leinen befindet, bedeckt sind. — Die Wassertemperatur des Einlaufs beträgt gewöhnlich gegen 30° C, wird aber auch tiefer gewählt (25 bis 15° C), wenn die abführende Wirkung energischer sein soll.

Läßt man das eingegossene, zuerst indifferent temperierte Wasser wieder abfließen und gießt dann 50 bis 100 ccm Wasser von 8 bis 12° C ein mit der Weisung an den Patienten, dieses bei sich zu behalten, so spricht man von Bleibeklistieren, deren Wirkung ebenfalls stark abführend ist. Außer dieser abführenden Wirkung besitzen die Bleibeklistiere sowohl wie auch alle Eingießungen, besonders in der Temperatur von 38 bis 45° C und 10′ Dauer, einen die Urinabsonderung und den Gallenabfluß anregenden Effekt.

2. Mittelbare Einwirkung des Wassers.

A. Abwaschungen. B. Abreibungen. C. Umschläge.

Außer dem Temperaturreiz wirkt bei diesen Prozeduren auch der mechanische erheblich mit, der einmal durch das Gewebe der nassen Tücher, bei den Abwaschungen und Abreibungen aber auch besonders durch die Tätigkeit der Hand hervorgerufen wird. Je nasser, kälter und gröber das Tuch und je energischer die Bewegung, um so kräftiger der Reiz — und umgekehrt.

A. Abwaschungen. Ganzabwaschungen werden entweder mit bloßer Hand oder besser noch mit einem zusammengefalteten, mehrfach in kaltes Wasser getauchten Handtuch, Frottierhandschuhen oder Schwamm vorgenommen. Sobald der Oberkörper gewaschen ist, kann man schonungshalber diesen sogleich abtrocknen, bekleiden und dann die untere Körperhälfte abwaschen und trocken reiben. Da zu diesen Ganzabwaschungen naturgemäß der Körper völlig entblößt werden muß, so empfiehlt es sich, besonders für zarte und anämische Kranke, diese nur in einem angewärmten Raum (bei unbemittelten Kranken im Winter nachmittags, da früh vielfach die Stuben kalt zu sein pflegen) vornehmen zu lassen.

Teilabwaschungen bedürfen eines Eimers mit kaltem Wasser, eines oder zwei trockener Handtücher und eines nassen Handtuches oder Schwammes. Der Patient liegt im Bett zugedeckt. Ein Glied nach dem anderen wird von der hüllenden Bettdecke befreit, auf ein trockenes, ausgebreitetes Handtuch gelegt und sodann mit dem kalten nassen Handtuch abgewaschen (5 bis 10''). Darauf wird das nasse Handtuch wieder in den Eimer gelegt, das Glied mit dem darunterliegenden Handtuch abgetrocknet und wieder unter die Bettdecke geschoben. In entsprechender Weise wäscht man so nacheinander rechtes, linkes Bein, linken, rechten Arm, Vorderseite und Rückseite des Rumpfes (wobei der Kranke sich nur auf die Seite zu legen braucht) ab. Soll diese erfrischende und anregende Maßnahme in ihrer Wirkung auf Nerven, Gefäße und Temperatur verstärkt werden, so läßt man jede einzelne Abwaschung 3- bis 4mal hintereinander mit stets erneut in das nebenstehende kalte Wasser getauchtem Handtuch wiederholen (s. a. Teilabreibungen).

Eine Anzahl zarter und schwächlicher Patienten, die an keinerlei Kaltreize gewöhnt sind, empfindet in den ersten Tagen diese Teilabwaschungen oder -abreibungen unangenehm und fröstelt danach (mangelnde Reaktion!). Bei ihnen empfiehlt es sich, diesen Prozeduren zuerst Teilabwaschungen usw. mit heißem Wasser (40° C) voranzuschicken und sodann sofort die kalten Waschungen anzuschließen. Auf diese Art werden die kalten Teilprozeduren nicht nur erträglicher, sondern durch den Kontrast von Warm und Kalt gleichzeitig auch noch wirksamer. (Schottische Teilabwaschung.)

B. Abreibungen. 1. Zur Ganzabreibung benötigt man ein 2 bis 3 m breites, 150 bis 170 cm langes Lacken von nicht zu feinem Stoff (Es ist breiter als lang, da es 2mal in der Breite um den Körper des Patienten geworfen werden muß.) Es wird in ein Gefäß mit Wasser von 10 bis 20° C getaucht, gut ausgerungen und an der breiten Seite fächerartig gefaltet, so, daß es vom Badediener mit der linken Hand leicht gefaßt werden kann. Nun ergreift er mit der rechten Hand den einen Zipfel dieser Breitseite und legt ihn dem vor ihm mit erhobenen Armen stehenden, gut angewärmten und entblößten Patienten in die rechte Achselhöhle (siehe Bild 1). Sofort legt dieser darauf den rechten Arm nach

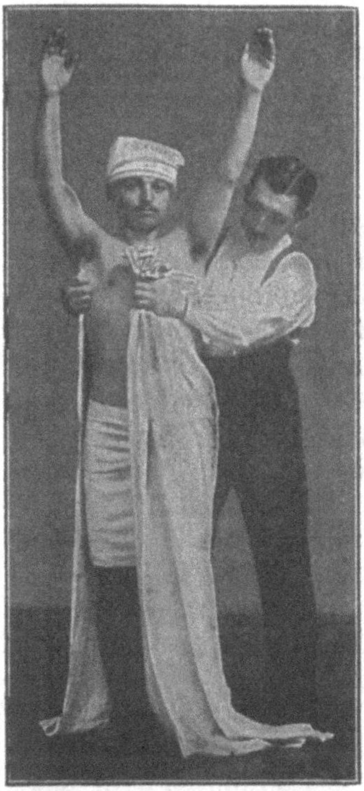

Bild 1. Abreibung I.
Die Arme des Patienten sind erhoben. Das Laken ist in der Hand, welche es um den Körper herumschlägt, fächerförmig gefaltet.

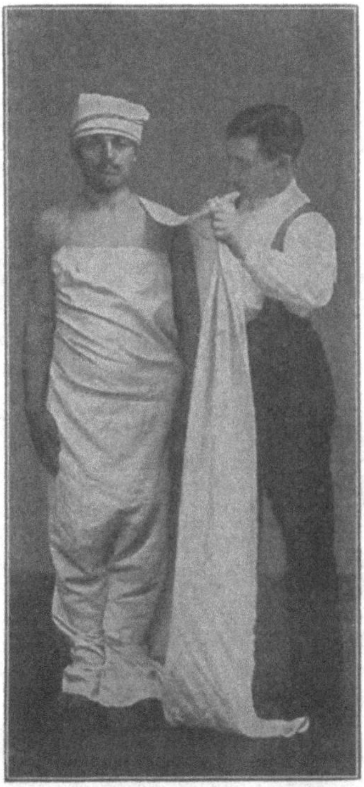

Bild 2. Abreibung II.
Das Laken ist einmal herumgeschlagen und wird, nachdem der Patient die Arme gesenkt hat, in einer zweiten Tour auch über diese und die Schultern hinweggeführt.

unten und hält so den Anfang des Lakens in seiner Lage fest. In schneller Folge wickelt (eigentlich „wirft") nun der Diener das Laken in seiner Breite erst einmal unter den Armen hindurch und nach deren Senken über sie und um die Schultern hinweg um den ganzen Körper (s. Bild 2) und befestigt den letzten oberen Zipfel durch Einstecken unter der oberen Kante des Lakens am Halse; um dem Laken einen weiteren Halt zu geben, faltet man es schnell zwischen den Beinen und weist den Kranken an, diese Falte durch Aneinanderschließen der Beine festzuhalten. Jetzt streicht der Diener, seitwärts stehend, die eine Hand auf die Vorderseite, die andere auf die Rückseite des Kranken gelegt, in langen Zügen mit den Handflächen von oben nach unten auf dem Laken und unterbricht diese Längsstreichungen, besonders am Rumpf, durch solche in querer Richtung (siehe Bild 3).

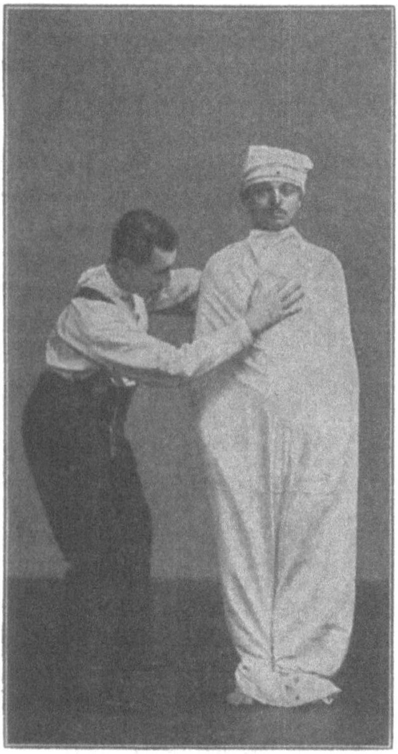

Bild 3. Abreibung III.
Das Laken ist fertig umwickelt und durch Einstecken des Endzipfels hinten befestigt.

Der mechanische Reiz wird einmal noch vermehrt durch stärkere Rauhigkeit des Lakens (Gerstenkorn!) und sodann auch dadurch, daß der Diener mit flachen Händen auf das Laken schlägt und klopft und so Vorder- und Rückseite gleichzeitig bearbeitet (Abklatschung).

Soll der Kältereiz besonders in den Vordergrund treten, so gießt man über das durch die Abreibung bald warmgewordene Laken mit einer Gießkanne oder dergleichen von oben herab kaltes Wasser, worauf erneute Reibungen oder Klatschungen erfolgen (2- bis 3malige Wiederholung): Lakenbad. Dauer im ganzen: 3 bis 5′ höchstens.

Die durch das Lakenbad bedingte Abkühlung kann weiter verstärkt werden durch das Laken-Luftbad. Nach erfolgter Abreibung ergreift der Patient ein ihm gereichtes trockenes Laken an zwei Zipfeln, während die beiden anderen Zipfel der hinter ihm stehende Diener anfaßt. Dieser schlägt das zuerst hochgehaltene Laken nach unten, während der Patient die zuerst seitwärts und wagerecht gehaltenen Arme ebenfalls nach unten an den Körper schlägt. Durch diese kombinierten Bewegungen, die mehrfach und schnell erfolgen sollen, bläht sich das Laken wie ein Segel, und ein starker, kühlender Luftstrom trifft den Körper.

Nach der Abreibung gilt es, den Körper gut abzutrocknen, sei es, daß der Diener auf dem umgelegten Trockenlaken reibt und klopft, sei es, daß er mit ihm reibt und frottiert. Darauf entweder eine Stunde Bettruhe oder für kräftigere Kranke schnelles Bekleiden und energische Körperbewegung.

Bei schwächlicheren Personen tut man gut, die Temperatur des Wassers besonder im Anfang nicht zu niedrig zu nehmen, gegen 20 bis 25 bis 30° C, täglich um 1 bis 2° C die Wärme herabzusetzen und zur Erzielung einer besseren Reaktion dem Wasser eventuell entweder Spiritus (Franzbranntwein $^1/_2$ l auf einen Eimer) oder Staßfurter Badesalz (2 bis 3 Proz.) hinzuzusetzen. Ferner ist es erforderlich, die Abreibungen in einem warmen Raume vorzunehmen und es bewährt sich vielfach, wenn die Füße während der Abreibung in einer Fußwanne mit Wasser von 38 bis 40° C stehen oder mit trockenen, heißen Tüchern eingewickelt werden. Kopfkühlung.

Die Haut sei nach der Abreibung gut durchblutet und gerötet, und der Patient fühle sich warm und erfrischt. Treten diese der Reaktion eigentümlichen Erscheinungen nicht auf, so gehe man lieber zu Teilabreibungen und anderen Prozeduren über.

Die Ganzabreibungen wirken vor allem thermisch und mechanisch und rufen nicht unerhebliche Reflexerscheinungen hervor, während eine Wärmeentziehung eigentlich nur bei den Laken- und Laken-Luftbädern in Betracht kommt.

2. Bei den Teilabreibungen wird das nasse, aber gut ausgerungene und kalte Tuch um bzw. auf den betr. Körperteil gelegt, an beiden Enden von einer dritten Person festgehalten und nun werden nicht mit ihm, wie bei den Teilabwaschungen, sondern auf ihm mit flacher Hand Reibungen ausgeführt. Im übrigen verlaufen sie in analoger Weise wie die Teilabwaschungen. Da sie im allgemeinen denselben Effekt wie die Waschungen haben, aber umständlicher sind als diese (eine dritte Person erforderlich!), so werden sie weniger häufig als die Teilabwaschungen, wenigstens im häuslichen Gebrauch, angewendet.

Zur Erzielung einer schnell eintretenden und intensiven Reaktion ist öfter auch bei den Teilabreibungen in gleicher Weise wie bei den Teilabwaschungen der Zusatz von Soole, Badesalz (6 Eßlöffel Salz auf ein Waschbecken Wasser), Fluinol, Kölnisches Wasser oder Spiritus (100 bis 200 ccm auf ein Waschbecken von 2 l) — wenigstens in den ersten Tagen einer Kur oder bei alten Leuten — erforderlich. Aus gleichen Gründen werden nicht selten anfangs Teilabwaschungen usw. mit r e i n e m F r a n z b r a n n t w e i n angeordnet, die recht gut vertragen werden.

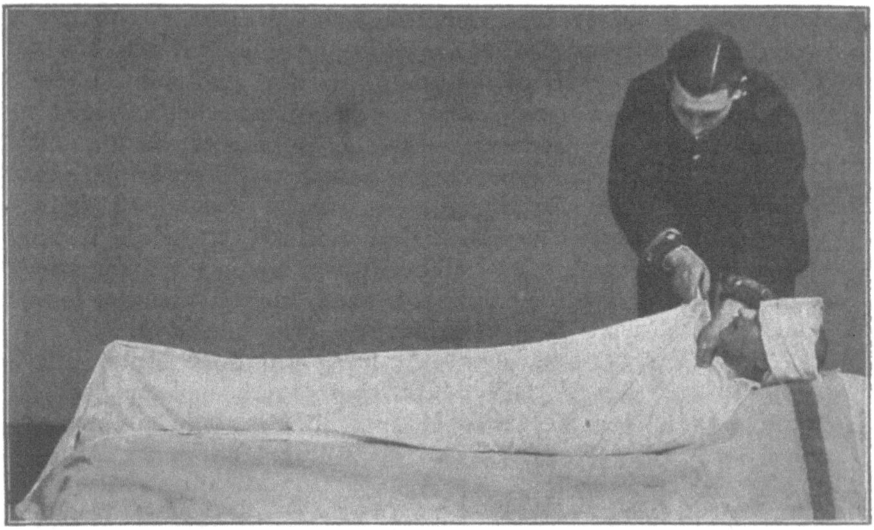

Bild 4. Packung I.

Umhüllung des Körpers mit dem feuchten Laken; gute Abdichtung am Halse durch rollendes Umkippen des oberen Endes.

C. Einpackungen und Umschläge (Wickel). 1. G a n z p a c k u n g: 1 bis 2 große wollene Decken werden auf dem Bett, Divan oder dergleichen ausgebreitet und darüber ein 2 m langes, 1,50 m breites, in kaltes Wasser getauchtes und danach gut ausgerungenes Laken, das am Kopfende von den Decken um 10 cm überragt wird, gelegt. Darauf legt sich der Patient, gut angewärmt, der Länge nach auf die Mitte des Lakens, die Arme nach oben über den Kopf geschlagen, der außerhalb des Lakens zu liegen kommt. Sofort wird in querer Richtung der eine freie Teil des Lakens über den bloßliegenden Körper **unterhalb** der Arme quer herübergelegt. Nachdem diese darauf nach unten geschlagen sind, wird der andere Teil des Lakens ebenfalls quer über den Körper gelegt — diesmal aber **über** beide Arme und Schultern hinweggehend: das feuchte Laken bedeckt also den ganzen Körper bis auf Hals und Kopf. Über das Leinen wird nun von rechts und links her die wollene Decke gebreitet, wobei durch Einwärtsrollung der oberen Deckenkante und ihre bogenförmige Herumführung um den Hals für eine mög-

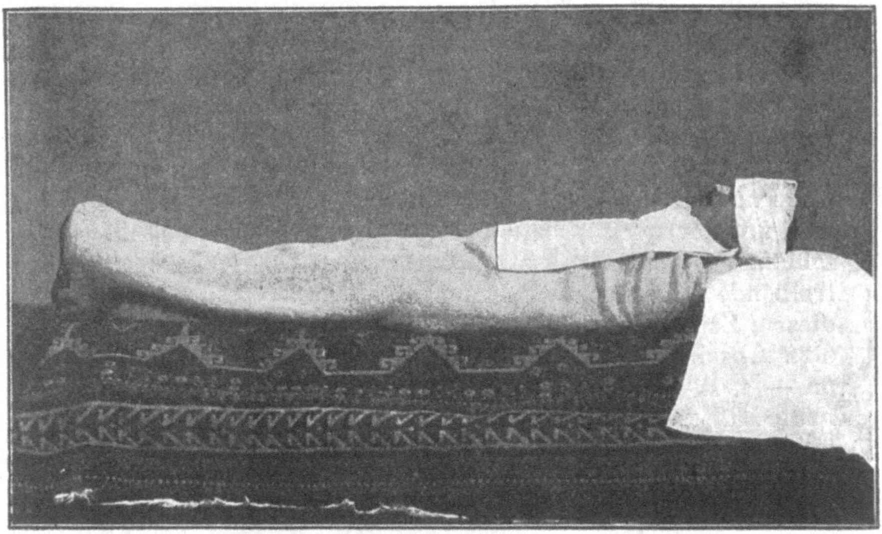

Bild 5. Packung II.
Fertige Packung.

lichst vollkommene und feste Abdichtung am Halse zu sorgen ist (s. Bild 4). Zur besseren Erwärmung wird meist noch eine zweite wollene Decke darübergelegt und, um die Berührung des Halses mit der wollenen Decke wegen etwaigen Juckreizes usw. zu verhindern, eine Serviette oder ein Handtuch in Lätzchenform am Halse eingesteckt (s. Bild 5). Damit auch die Füße sich gut erwärmen, legt man entweder zwei Wärmkruken neben sie außerhalb der Decken — oder man läßt sie ganz außerhalb des nassen Lakens und bedeckt sie nur mit den wollenen Decken. — Da eine Reihe erregbarer und ängstlicher Menschen die Packung aus dem Grunde, weil ihre Arme auch in ihr mit einbezogen sind, unangenehm empfinden und unruhig in ihr werden, kann man Laken wie wollene Decken unter den Armen hindurch über den Körper hinweglegen und die Arme freilassen: in diesem Falle ist aber noch besonders für Warmhaltung der Schultern und Arme durch Auflegen von Tüchern oder dergleichen vorzusorgen (Dreiviertelpackung). — Über die kombinierte Packung siehe bei Brustumschlag.

Die Packung erzeugt nach dem anfänglichen Kälteschauer ein bald eintretendes Wärmegefühl. Der Patient wird ruhig und müde und gerät, wenn die Packung längere Zeit ($^3/_4$ bis $1^1/_2$ Stunde) anhält, in der Regel schließlich in Schweiß. Der Ausbruch beginnt bei guter Reaktion nach $^3/_4$ bis 1 Stunde; die Kontrolle des Pulses an der arteria temporalis oder der carotis am Halse setzt uns in den Stand, die Packung vor dem Beginn des Schwitzens aufzuheben: der in der Packung anfänglich verlangsamte Puls kehrt nämlich bald zur normalen Frequenz zurück und wird schließlich beschleunigt, wenn der Schweißausbruch naht. Ist eine schweißtreibende Wirkung nicht beabsichtigt, so unterbricht man zu diesem Zeitpunkt die Packung und schließt ihr ein Halbbad, eine Abreibung, Abwaschung oder eine kühle Regendusche an — evtl. aus einer einfachen Gießkanne gegeben: der erneute Kältereiz soll die durch die Packung anfänglich kontrahierten, späterhin aber erweiterten Hautgefäße wieder zur Zusammenziehung bringen, um so die Haut und ihre Gefäße erkältenden, äußeren Einflüssen gegenüber widerstandsfähig zu machen und sie zu tonisieren. Soll die Packung dagegen eine rein einschläfernde Wirkung erzeugen, so unterbleibt die nachfolgende kühle Prozedur, da sie den Patienten nur wieder erregen würde; vielmehr bleibt er entweder in ihr und schläft darin ein, oder er wird von ihr befreit und begibt sich zu weiterer Ruhe in sein Bett. Für die Ganzpackung ist ferner zu beachten: 1. vorherige kühle Abwaschung des Gesichts und Halses, 2. gleichzeitige Kopfkühlung bzw. mehrmalige Abwaschung des Gesichts, 3. kühle Temperatur für den Ruheraum (eventuell Fenster öffnen!), warme für den Packraum und 4. Kranke mit Herzinsuffizienz und Atemnot sowie ängstliche Gemüter sind im allgemeinen für Packungen wenig geeignet. Falls es sich ermöglichen läßt, kann man ängstlichen Patienten einen elektrischen Klingelknopf mit Schnur in die Packung bzw.

in eine Hand hineinlegen, damit sie jederzeit in der Lage sind, das Badepersonal heranzuklingeln.

Wird die Packung alle 5 bis 10′ erneut, so dient sie dazu, Wärme zu entziehen. Man kann hierbei auch Arme und Beine freilassen und sich also auf eine Rumpfpackung beschränken, zu welchem Zwecke das Laken durch Faltung entsprechend verkürzt werden muß. Sobald dieses warm geworden ist — durchschnittlich in 5 bis 10′ — wird es entfernt und durch ein zweites kaltes und nasses ersetzt. Dieser Wechsel vollzieht sich 4- bis 5mal und setzt nicht nur die Temperatur mehr oder weniger herab, sondern übt auch einen günstigen Reiz auf die Gefäße (Kontraktion und Dilatation) aus und regt weiterhin auch an, so daß diese Art der wiederholten Packung in gewisser Beziehung und in gewissem Maße das für die Hauspraxis immerhin umständliche und nicht überall zu beschaffende wärmeentziehende Bad ersetzt; die letzte Packung kann unter Umständen liegen bleiben, bis Schweißausbruch erfolgt. An Stelle des Umschlags kann man im Falle des häufigen Wechsels zweckmäßig „Aufschläge“ machen, die, wie der Name besagt, nur auf den Rumpf gelegt und so leichter und bequemer gewechselt werden können.

2. Über die Technik der Umschläge, unter denen man kalte, erregende und heiße unterscheidet, ist folgendes zu sagen:

a) Kalte Umschläge werden aus mehrfach gefaltetem Leinen (Handtuch, Kompressen u. dgl.), das in kaltes Wasser getaucht und gut ausgerungen ist, hergestellt, meist nicht bedeckt und alle 5 bis 10′ gewechselt. Zur Schonung der Unterlage bzw. des Bettes tut man gut, diese durch Auflegen eines wasserdichten Stoffes zu schützen. Kalte Umschläge stillen mehr oder weniger den Schmerz und rufen oft einen zweifellos günstigen symptomatischen Erfolg hervor.

Eine Abart dieser kühlenden Umschläge stellen die „Longettenverbände“ dar, die freilich nur für Extremitäten zur Anwendung kommen. Das betr. Glied wird mit einer zweifachen Lage einer gewöhnlichen Leinen- oder Cambrikbinde umhüllt, auf eine Unterlage von wasserdichtem Stoff (Mosetigbattist usw.) gelegt und nun aus einem danebengestellten Gefäß mit kaltem Wasser $^3/_4$ bis 1 Stunde lang mittels eines Schwammes oder dgl. in Pausen von 3 bis

5′ beträufelt. Darauf erhält diese — solcher Art dauernd naß und kalt gehaltene — Binde eine Bedeckung von mehreren Lagen aus Flanellbinden, unter denen dann sich eine reaktive Erwärmung vollzieht. Diese Prozedur wird in der Regel 1 bis 2mal täglich vorgenommen und lindert ganz außerordentlich den Schmerz (s. a. ak. Gelenkrheumatismus).

b) Die erregenden oder Prießnitzschen Umschläge werden kalt angelegt, mit einem dicken wollenen Tuch oder mehreren Schichten Flanell so überdeckt, daß das nasse, mehrfach gefaltete Leinen oder ebensolche Rohseide an den freien Seiten um 3 bis 5 cm überragt wird, und nach meist drei Stunden gewechselt. Über das feuchte Tuch wasserdichten Stoff zu legen ist unnötig, ja in den Fällen, wo längere Zeit hindurch diese Umschläge gemacht werden sollen, unzweckmäßig, da die Haut unter derartigen, die Verdunstung des Wassers hintanhaltenden Verbänden sehr leicht mazeriert und auch sonst geschädigt wird. Ist dagegen die feuchte Kompresse nur von einem dicken Woll- oder Flanelltuch bedeckt, so wird die Verdunstung, wenn auch langsam, ermöglicht, und eine Schädigung der Haut bleibt meist aus — vorausgesetzt, daß das Leinen usw. täglich ausgekocht oder in 3proz. Borsäurelösung für eine Stunde gelegt und auch sonst sorgfältig sauber gehalten wird.

Das zur Herstellung der erregenden Umschläge benutzte Wasser besitzt eine Wärme von 10 bis 15° C und soll im allgemeinen nicht lau sein, da sonst die beabsichtigte „Reaktion“ fast stets auszubleiben pflegt. Der erregende Umschlag soll zuerst durch seine Kälte eine Kontraktion der Hautgefäße erzeugen, die in eine Erweiterung späterhin infolge Erwärmens des Umschlages übergeht, so daß sich dann der betr. Körperteil in einer feuchtwarmen Dunstschicht befindet: Der Patient muß sich also unter dem Verband erwärmen und diesen nach einigen Stunden austrocknen. Tut er dies nicht, sondern fröstelt er, so muß man ihn vorher flüchtig entweder mit heißem Wasser, Spiritus oder Essig abwaschen, oder dem Umschlagwasser $^1/_3$ bis $^1/_2$ Spiritus oder Essig hinzusetzen bzw. einen Salzwasserumschlag (2 bis 3proz.) anlegen. Die Nacht hindurch bleibt der erregende Umschlag in der Regel liegen, um den Schlaf nicht durch den Wechsel zu stören. Wird er abgenommen und nicht sogleich durch einen neuen ersetzt, so beschließt zweckmäßig eine kalte

Waschung und nachfolgende Abtrocknung diese Prozedur. Die Tiefenwirkung der impermeabel bedeckten feuchten Umschläge ist eine größere, sowohl bezüglich der Resorptionsbeförderung, wie auch des entzündungswidrigen Effekts, als bei den erregenden Umschlägen, die andererseits wieder mehr in den Oberschichten der Haut wirken und dort eine starke örtliche Leukozytose und reaktive Entzündung hervorrufen. — Eine lebhafte aktive Hyperämie rufen außerdem die sehr gebräuchlichen Spiritusumschläge hervor, welche derart angelegt werden, daß mehrfach zusammengefaltete Kompressen in verdünnten Spiritus (60proz.) getaucht, ausgedrückt und sodann auf die betr. Körperstelle gelegt werden. Sie werden mit einem dicken, trockenen Wolltuch oder einem wasserdichten Verbandstoff bedeckt und nach Trockenwerden (4 bis 6 Stunden) erneut.

c) Heiße Umschläge werden mit Wasser von 40° C angelegt, öfter gewechselt und zweckmäßig mit einem impermeablen Stoff oder Flanell zur Verhinderung der Verdunstung und dadurch bedingten Abkühlung bedeckt. Um sie längere Zeit warm zu halten, legt man auch oftmals auf sie oder zwischen die Schichten des gefalteten Leinens einen von ca. 40gradigem Wasser durchflossenen, mehrfach gewundene Schlauch (siehe diesen). Die sogenannten Dampfumschläge werden hergestellt, indem auf die entsprechende Körperstelle eine einfache Lage eines trockenen, porösen Stoffes (Flanell od. dgl.) und auf ihn ein mehrfach zusammengelegtes, in Wasser von 40 bis 42° C getauchtes ausgerungenes Leinen gelegt wird, das wiederum von mehreren Lagen des porösen Stoffes bedeckt wird. Die feucht-heißen Umschläge werden alle 10′ gewechselt und entwickeln in den Poren des Flanelltuches warme Dämpfe, welche vorzüglich schmerzstillend wirken. Einen Ersatz für diese häufig zu wechselnden und deswegen stete Bedienung verlangenden Wasser- und Dampfumschläge bieten die warmen Breiumschläge (Abkochungen von Kamillen, Heublumen, Leinsamen, Grütze usw.), welche längere Zeit liegen bleiben können, ohne erheblich abzukühlen. Auch heiße trockene Umschläge — Watte, erhitzt und mit einem Tuch bedeckt, oder für den Hausgebrauch auch heiße Topfdeckel in ein Tuch gehüllt — oder heiße Sandsäcke erzielen eine ähnliche bzw. fast die gleiche Wirkung: sie stillen oder lindern den Schmerz, hyperämisieren die Haut und das darunterliegende Gewebe und wirken infolgedessen auch aufsaugend.

Dem Umfange nach bzw. dem Körperteil entsprechend unterscheidet man Stamm-, Leib-, Brust-, Hals-, Kopf-, Waden-, Hämorrhoidalumschläge.

Der erregende Stammumschlag wird in ähnlicher Weise wie die Ganzpackung vorbereitet und reicht von den Achselhöhlen bis zum Schambein: Auf eine der Länge des

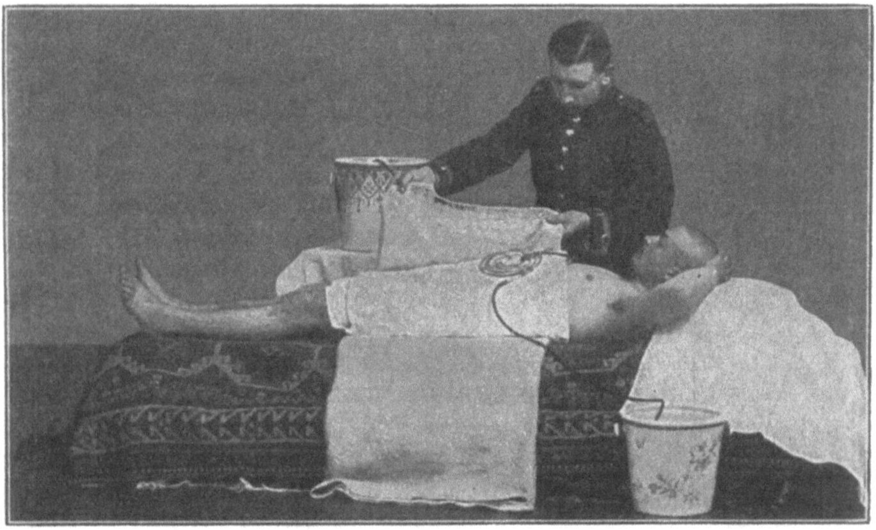

Bild 6.
Anlegung des Bauchumschlages unter Einfügung des von Wasser durchflossenen gewundenen Schlauches.

Rumpfes des betreffenden Patienten ungefähr entsprechend gefaltete wollene Decke kommt der feuchte Leinen- oder Rohseidenumschlag von etwa $1^1/_2$ m Länge zu liegen; beides ist so auf dem Lager, Bett usw. vorbereitet, daß der Patient sich nur auf den Umschlag zu legen braucht. Sobald er dies getan, wird der Umschlag um ihn herumgeschlagen, wobei wieder darauf zu achten ist, daß die wollene Decke oben und unten das Leinen um etwa 5 bis 10 cm überragt. Erforderlichenfalls kann, wie schon oben bemerkt, zwischen die Schichten des feuchten Tuches der Kühl- bzw. Wärmeschlauch eingefügt werden (s. Bild 6), s. auch Rumpfpackung.

Der Leibumschlag ist schmaler als der Stammumschlag — etwa 35 cm breit —, überdeckt den Leib und

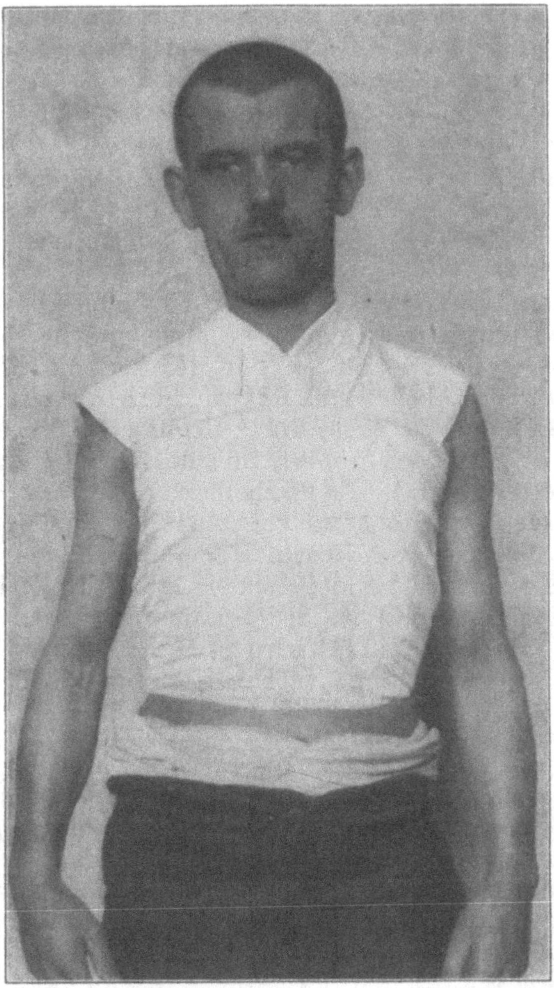

Bild 7.

bedarf nach dem eben Gesagten keiner weiteren Beschreibung.

Den Brustumschlag legt man am praktischsten in Form der Kreuzbinde an; zwei an der schmalen Seite zusammengenähte oder gelegte Handtücher, in der Längsrichtung dreifach zusammengelegt, werden angefeuchtet, ausgerungen und zusammengerollt auf folgendem Wege über die Brust geführt: Von der rechten Achselhöhle beginnend schräg nach der linken Schulter über die Brust hinfort; von hier schräg über den Rücken nach der rechten Achselhöhle zurück, um nunmehr quer über die Brust zur linken Achselhöhle zu ziehen; von dort schräg nach oben über den Rücken zur rechten Schulter, von wo es wieder zur linken Achselhöhle und von dort quer über den Rücken nach rechts. Darüber kommt dann in entsprechender Weise die mehrfach beschriebene Überdeckung mit wollenem Stoff zu liegen (s. Bild 7).

Vereinigt man diese Kreuzbinde — zuerst anlegen! — mit der Dreiviertelpackung, so erhalten wir die sogenannte „kombinierte Packung", in der also die Arme freigelassen werden. Man soll die Kreuzbinde nicht aus schmalen Binden herstellen, da sonst die Anlegung des Verbandes zu viel Zeit in Anspruch nimmt, und der Kranke dadurch zu sehr angestrengt wird. Es erscheinen deshalb die im Handel eingeführten Westen oder Jäckchen usw. zweckmäßig, welche gestatten, daß man den Umschlag in ganz wenigen Sekunden anzulegen vermag. — Ein besonders starke Hyperämie hervorrufender Umschlag ist der Senfumschlag Heubners: Zu 1½ l Wasser von 40° C wird ½ kg frisches Senfmehl getan und darin so lange verrührt, bis das flüchtige Öl in Nase und Auge steigt — meist nach 10′. In diese Mischung wird das betreffende Leinen getaucht, ausgerungen und um oder auf die Brust gelegt. Dauer 10 bis 20′. Darauf Bad oder Abwaschung mit warmem Wasser, worauf ein erregender Brustumschlag folgt; täglich wird in der Regel ein derartiger, auf Bronchitis, lobuläre Pneumonie der Kinder und Pleuritis vorzüglich wirkender Umschlag gemacht. Auch bei Polyarthritis rheumatica sind die Senfwickel von gutem Erfolg.

Für den Halsumschlag sind ebenfalls entsprechend vorbereitete „Wickel" im Handel, die ebenfalls ihren Zweck erfüllen. Im übrigen ist weder über ihn noch über die Waden- oder die Kopfumschläge noch Besonderes zu sagen, welch letztere vielfach in Form leinener Mützchen angewendet werden.

Der Hämorrhoidalumschlag wird in Form einer T-Binde angelegt: Von einer um den Leib geschlungenen trockenen Binde — Handtuch — geht in der Mitte des Leibes senkrecht nach unten zwischen den Oberschenkeln hindurch zur Rückenseite ein feuchtes, vorn und hinten an dem queren Tuch befestigtes, von einem wollenen trockenen Tuch bedecktes Handtuch, wodurch die Form eines T zustande kommt.

Anwendung des Wassers in Dampfform.

Das russische oder Dampfbad wird entweder in einem allgemeinen Dampfraum, wo der Körper sich gänzlich in der Dampfatmosphäre befindet, oder in einem Dampfkasten gegeben, bei welchem sich der Kopf des Kranken außerhalb des Kastens befindet und somit die Möglichkeit besteht, stets kühlere und bessere Luft einzuatmen. Vielfach sind diese Kästen auch derart eingerichtet, daß in ihnen Teilbäder für die untere wie obere Körperhälfte oder die Gliedmaßen genommen werden können.

Es soll: 1. die Dauer eines Dampfbades nicht über 20 bis 25′ und 2. die Temperatur nicht über 42 bis 45° C betragen; 3. der Hals gegen die Kastenöffnung durch ein trockenes Tuch gut abgedichtet sein; 4. ein Thermometer und eine Klingel sich am bzw. im Kasten befinden; 5. dauernde Kopfkühlung und öfteres Abwischen des Gesichts mit kühlem Wasser erfolgen; 6. eine permanente Beaufsichtigung dafür Sorge tragen, daß unangenehme Zufälle, Herzschwäche usw. ausbleiben. Es empfiehlt sich besonders, bei den ersten Dampfbädern genaue Obacht zu geben und von kurzdauernden und niedriger temperierten Bädern im Anfang zu solchen von längerer Dauer und höheren Wärmegraden allmählich überzugehen.

Für häusliche Zwecke gibt es einfachere und billigere Apparate zur Erzeugung von Dampfbädern, besonders unter Benutzung eines praktischen Dampfentwicklers (Moosdorf & Hochhäusler). Jedenfalls genügt es auch, eine Spiritusflamme unter einen offenen Kessel oder Topf mit Wasser unter einen Rohrstuhl zu stellen, dessen Sitz mit einem dicken, nassen und kalten Tuch belegt ist. Der entkleidete Patient nimmt auf dem Stuhl Platz und umhängt sich mit einer dicken, äußeren Luftzutritt abschließenden Decke mantelartig. — Ein Dampfbad in liegender Haltung läßt sich derart improvisieren, daß man in eine gewöhnliche Badewanne einen Lattenrost legt, unter ihn heißes, Dampf abgebendes Wasser leitet und daß auf dem Lattenrost sich der oben mit einer Decke bedeckte Patient ausstreckt. (Winternitzsches Dampfbad in der Wanne.)

Im allgemeinen werden die Dampfbäder nicht so häufig angewendet und, da sie vielfach nicht gut vertragen werden, den Heißluft- und elektrischen Glühlichtbädern nachgestellt.

Ihre Wirkung ist schweißtreibend, schmerzstillend und stoffwechselbeschleunigend. Ferner tritt wegen der Unmöglichkeit, den Schweiß zu verdunsten usw., früher oder später eine Steigerung der Körperwärme auf. Bei Eintritt von Herzklopfen und Beklemmungen ist das Dampfbad sofort zu unterbrechen. Falls nicht im Anschluß daran die Fortsetzung des Schwitzens in einem Bett usw. beabsichtigt ist, beschließt man auch das Dampfbad mit einer kühlen Wasseranwendung, wie Dusche, Halb- oder Vollbad; Ganzabreibung u. a. m.

2. Der Dampfstrahl wird aus einem beweglichen Metallschlauch mit Holzhandgriff auf den betreffenden Körperteil geleitet, wobei besonders darauf zu achten ist, daß keinerlei Wasserteilchen dem gewöhnlich unter 1½ Atmosphären Spannung stehenden Dampf beigemischt sind, da diese höchst unangenehm und schmerzhaft wirken (Aufgabe der Konstruktion). Man vermeidet diese Beimischung der Wassertröpfchen, indem man ein kleines Stück Gaze vor die Öffnung des Dampfrohres hängt oder mehrfach im Verlauf der Anwendung des Dampefs diesen mit starkem Druck durch das Ausflußrohr jagt. Der Dampf soll unmittelbar über der Haut eine Temperatur von 45 bis 48° C besitzen und das Dampfrohr der Haut soweit genähert werden, daß der Dampf ohne Schmerzempfindung vertragen wird. Dauer 10 bis 20′. Die Wirkung des Dampfstrahls wird erhöht, wenn der Patient selbst oder ein Arzt bzw. Masseur den erkrankten Körperteil unter der Dusche massiert und bewegt. Auf diese Anwendung folgt auch wieder entweder eine allgemeine oder wenigstens lokale kalte Prozedur, am häufigsten wohl die Strahl- und Regendusche.

Bei der schottischen Dampfdusche wird der Dampfstrahl abgewechselt mit dem kalten Strahl, und zwar in ähnlicher Weise wie oben beschrieben (s. schottische Strahlendusche). Die Wirkung des Dampfstrahls ist außerordentlich schmerzlindernd und aufsaugend, vor allem wegen der von ihm hervorgerufenen Hyperämie der Haut sowohl wie auch der tieferen Gewebe.

Anwendung des Wassers in fester — Eis — Form.

Eine direkte Anwendung des Eises findet meist nur innerlich statt: Schlucken gereinigter, am besten von Kunsteis-Stückchen bei Mandelabszeß und -entzündung sowie bei Blutbrechen und -speien. Ferner hat sich bei Blutungen des Magens das Einführen von Eisstückchen in die Afteröffnung bewährt, wodurch eine reflektorische Kontraktion der Magengefäße bedingt sein soll.

Indirekt wird das Eis unter Benutzung von Eisblasen, Eiskrawatte für den Hals, und Chapmanschen Beuteln nur äußerlich appliziert. Letztere sind Gummibeutel von etwa $^1/_2$ m Länge und 15 cm Breite, welche für die Kühlung der Wirbelsäule bzw. des Rückenmarks bestimmt sind. Um dies ohne Druck auf die Wirbel selbst zu bewirken, sind diese Beutel besser der Länge nach in zwei Abteilungen gespalten, welche, mit kleinen Eisstückchen gefüllt, zu beiden Seiten der Dornfortsätze zu liegen kommen. Damit sie auch außer Bett bzw. beim Sitzen angewendet werden können, sind sie mit Tragbändern versehen. Sobald das Eis in den Beuteln usw. geschmolzen ist, muß es natürlich sofort erneut werden, wie auch darauf zu achten ist, daß man zwischen sie und der Haut eine dünne trockene oder feuchte Kompresse aus Mull ausbreitet, und daß der Beutel bei der Rückenlage des Kranken nicht zu schwer lastet, was am besten dadurch verhütet wird, daß der Eisbeutel an eine Schnur aufgehängt wird, welche vom Kopfende zum Fußende z. B. des Bettes in einer gewissen Höhe über den Patiengezogen werden muß. Die Eiskrawatte wird hergestellt, indem klein geschlagene Eisstückchen in ein mehrfach um sie herum gefaltetes Stück wasserdichten Stoffes getan wird.

Eiskataplasmen, besonders für die Kopfkühlung, stellt man dar, indem auf einem Mundtuch eine 1 bis 2 cm hohe Schicht von Leinmehl und auf diesem wiederum eine Schicht zerkleinerter Eisstückchen aufgetragen wird, worauf von neuem eine Schicht Leinmehl kommt, und das Tuch zusammengeschlagen wird. Das zur Bekämpfung des Fiebers ab und an gebrauchte Eisluftbad erhält man, indem mehrere gefüllte Eisbeutel an den Bögen einer oder mehrerer Reifenbahren befestigt werden, die über den entblößten Körper des im Bett liegenden Kranken zu stellen sind.

Andere Kälte- und Wärmeträger.

Gummischläuche, Blech-, Aluminium- und Tombakröhren. Sie sind in mehrfachen Windungen zusammengefaßt und je nach dem Körperteil, für welchen sie bestimmt sind, verschieden gestaltet: für den Kopf zeigen sie Haubenform, für Herz, Magen usw. die einer Kreisscheibe, für den Rücken sind sie zu einer Art länglichen Platte angeordnet. Damit das Wasser dauernd hindurchfließt, wird mittels eines durch ein Bleistück beschwerten Endes des zuführenden Gummischlauches aus einem höher stehenden Eimer od. dgl. Wasser angesaugt, welches sodann durch den ganzen Schlauch kursiert und schließlich durch die ausgeübte Heberwirkung in ein auf dem Fußboden stehendes Gefäß ausfließt. Soll die Ausflußgeschwindigkeit herabgemindert werden, so wird das untere Ende des Schlauches etwas abgebunden oder durch eine Schraubenklemme in seinem Lumen verengert.

Heißes Wasser nicht über 40 bis 42° C!, kaltes — so kalt wie angängig, eventuell unter Zusatz von Eisstückchen zum oberen Gefäß. Praktisch und zugleich billiger als die Herz- oder Magenschläuche ist eine herzförmig gestaltete, flache Blechflasche, welche ebenfalls für Zu- und Abfluß eingerichtet ist: die doppelläufige Herzflasche.

Für die dauernde Warmhaltung des Wassers im Ausflußgefäß sind verschiedene Apparate angegeben, so die durch eine Lampe zu erhitzende Wärmeschlange nach Leiter u. a. m.

Um dem Mastdarm dauernde Kühlung oder Wärmung zuzuführen, verwendet man den Arzbergerschen olivenförmigen Metallapparat oder noch besser den von Winternitz angegebenen: Ein doppelläufiger Katheter, der mit Zu- und Abflußschläuchen armiert ist, wird von einer Fischblase oder Kondom überzogen, die sich bei Zufluß des Wassers ausdehnen und dem Mastdarm innig anlegen. Ein ähnlicher Apparat besteht auch für die Scheide, während der Psychrophor ein für die männliche Harnröhre entsprechend konstruierter doppelläufiger Katheter ist.

Trockenschwitzprozeduren
in Trockenpackungen, Heißluft- und Lichtbädern.

Die Trockenpackung besteht aus einem trockenen Laken und einer oder zwei wollenen Decken und wird in analoger Weise wie die feuchte Packung (s. diese) angelegt. Etwaigenfalls läßt man auch das Leinen fort, so daß die wollene Decke unmittelbar die Haut berührt und wegen ihrer Rauhigkeit einen größeren Reiz auf sie ausübt. Man läßt zweckmäßig unter gleichzeitiger Verabreichung von Azetylin usw. vorher $^1/_2$ l heißen Fliedertees, heiße Milch oder heißes Zitronenwasser trinken und den Patienten 1 bis $1^1/_2$ Stunden in der Packung liegen. Der Schweißausbruch wird dadurch noch möglichst gefördert, daß die Packung morgens nach der Nachtruhe im Bett oder etwa 2 Stunden nach der Hauptmahlzeit — dann ist der Patient am wärmsten und gerät am schnellsten in Schweiß — oder nach energischer Körperbewegung angelegt wird. Nach dem Schwitzen erfolgt ein Abwaschen des Körpers und zwar so, daß erst die untere Körperhälfte unter den gelösten, aber noch weiter liegen bleibenden Decken mit einem ausgedrückten nassen Schwamm oder Handtuch flüchtig abgewaschen und hinterher sofort mit einem trockenen Tuch abgerieben wird. Dasselbe wird dann an der oberen Körperhälfte wiederholt und der Kranke, mit frischer Wäsche bekleidet, möglichst in ein zweites Bett gelegt. Dies für bettlägerige und schwache Kranke. Bei kräftigeren Patienten erfolgt auch nach der Trockenschwitzpackung eine kurze kühle Dusche, Ganzabreibung, Vollguß usw., danach kräftiges Frottieren und entweder nachherige Ruhe in einem warmen Raum oder schnelles Anziehen und beschleunigter Spaziergang oder ähnliches.

Das Heißluftbad dient dazu, das Schwitzen zu erleichtern und einen möglichst profusen Schweißausbruch hervorzurufen. Es wird entweder in großen gemeinsamen Räumen — irisch-römischen Bädern — oder in Heißluftkästen genommen, die wie die Dampfkästen (s. diese) ausgestattet und eingerichtet sind. Der Patient kann in einem solchen Bad längere Zeit verweilen als im Dampfbad, weil das Herz weniger in ihm angegriffen wird und wegen der Möglichkeit, den Schweiß zu verdunsten: eine Stauung der Körperwärme tritt nur in den Fällen ein, wo die Lufttemperatur sehr hoch und die Dauer sehr lange gewählt ist. Temperatur 45 bis 55 bis 60° C, Dauer 15 bis 25′.

Für bettlägerige Kranke ist eine Reihe besonderer, mehr oder weniger praktischer Apparate (z. B. von Hilzinger-Stuttgart) erdacht worden. Es genügt jedoch, einen gebogenen Schornstein (Quinckescher Schornstein) mit dem erweiterten unteren Ende über eine brennende Spirituslampe anzubringen und das andere unter die Bettdecke zu leiten, wobei gegen eine etwaige Verbrennung des Bettleinens Vorsicht geübt werden muß. Zweckmäßig stellt man eine Reifenbahre oder ähnliches in das Bett, um so den Körper in einem „Heißluftbett" ruhen — und schwitzen zu lassen.

Auch hier Vorsicht vor zu hohen Temperaturen und vor zu langer Dauer! Als allgemein gültige Regel für die Anwendung heißer Wasser- wie Luftprozeduren kann jedenfalls der Satz aufgestellt werden: der menschliche Körper gewöhnt sich von Mal zu Mal mehr an die Wärme, so daß er in der Folgezeit Temperaturen ohne Schaden und für längere Zeit auszuhalten vermag, die ihm im Anfang der Kur usw. sicherlich unerträglich gewesen wären.

Die Heißluftteilbäder, die besonders durch Bier eine weitgehende Verbreitung gefunden haben, dienen zur örtlichen Hyperämiebehandlung.

Die Bierschen Kästen bestehen aus harzarmem Holz, das mit Wasserglas imprägniert resp. mit — von Wasserglas getränkter — Packleinwand überzogen ist. Damit der heiße Luftstrom beim Eindringen nicht die Haut direkt berührt, ist ein Brett innerhalb des Kastens 3 bis 5 cm vor der Eintrittsöffnung für die heiße Luft angebracht, an dem sich der heiße Luftstrom zerteilt. Die Kästen sind je nach den Gelenken verschiedenartig gebaut und werden durch einen Schornstein in Verbindung mit einer Spiritus- oder Gasflamme erwärmt. Die an dem eingelassenen Thermometer ablesbare Temperatur steigt oft bis 100° C, ist aber in der Nähe des betreffenden Körperteils stets niedriger, da die Lufttemperatur im Kasten sehr verschieden ist. Das dem Heißluftteilbad ausgesetzte Glied wird stark hyperämisch, selbst bis in die tieferen Gewebe hinein, und schwitzt; bei längerer Dauer gerät auch der Patient selbst in Schweiß, worauf bei ambulanter Behandlung Rücksicht genommen werden muß. Das Temperaturoptimum scheint zwischen 60 und 70° C zu liegen und läßt sich durch nähere oder weitere Stellung der Flamme vom Schornstein regeln. Dauer 20 bis 60′, ja 90′; eventuell zweimal am Tage ein solches Bad.

Um heiße Luft ganz örtlich begrenzt in einem Strahl wirken zu lassen, dienen die Heißluftduschen Freys,

Vorstädters, der elektrisch betriebene Fönapparat u. a. m.; auch mit ihnen würden oft ganz zweckmäßig, wie mit den Dampfduschen, gleichzeitig Massage und aktive wie passive Bewegungen zu verbinden sein.

Im gewissen Sinne stellen auch die elektrischen Lichtbäder „Heißluftbäder" dar, doch unterscheiden sie sich in manchen Punkten nicht unwesentlich von ihnen. Sie werden gewöhnlich in Kästen — ähnlich den Dampf- und Heißluftkästen — verabreicht, deren innere Wand entweder aus Spiegelglas oder reflektierenden weißen Emailleplatten besteht. Außer den Glühlampen, die öfter aus verschiedenfarbigem Glas gewählt werden, sind auch noch bei den kombinierten Lichtbädern vier Bogenlampen angebracht, deren blaues Licht ebenfalls auf den Körper reflektiert wird. Es empfiehlt sich, bei der Beschaffung der Kästen darauf zu achten, 1. daß der drehbare Sitzschemel für den Patienten ebenfalls mit Glühlampen unterhalb des Sitzes ausgestattet und auch die Fußbank mit Glühlampen zu erwärmen ist; 2. daß das Thermometer im Deckel mindestens 10 cm weit in den Kastenraum hineinragt; 3. daß die Tür von innen zu öffnen ist und eine nach außen zu bis zur Wagerechten herabzulassende Klappe von 15 : 10 cm Grundfläche besitzt, auf welcher der Patient erforderlichenfalls das Handgelenk auflegen kann, damit dann in Ruhe Blutdruckmessungen und Pulskurvenzeichnungen an der Hand oder am Unterarm vorgenommen werden können; 4. daß nicht nur alle Lampen gleichzeitig brennen können, sondern daß diese reihenweise aus- und eingeschaltet werden und ferner durch einen Rheostaten auch mit verschiedener Lichtstärke glühen können (s. Bild 8).

In den Glühlichtbädern schwitzen gemeinhin die Kranken nach kürzerer Zeit und bei niedriger Temperatur als in den Heißluftkästen, was für die Schonung des Organismus, besonders des Herzens nicht ohne Belang ist. Es ist dies voraussichtlich eine Folge der die Schweißdrüsen stärker erregenden Wärmelichtstrahlen. — Eine Abart der Glühlichtbäder sind die mit Intensivbestrahlung nach Wulff, bei denen die Strahlen parallel auf den Körper treffen und konzentriert werden: der Stromverbrauch ist bei ihnen geringer, während andererseits der Schweißausbruch länger als wünschenswert verzögert wird. Die Wärme soll in den Glühlichtbädern nicht unter 60 bis 70° C steigen, was durch den Rheostaten auf leichteste Art zu bewirken ist, und die Dauer 20 bis 25′ nicht übersteigen. Auch ihnen schließen sich in der Regel kühle Prozeduren an (siehe Dampfbäder).

Außer den Glühlichtkästen für sitzende Haltung sind auch solche für Rückenlage konstruiert, welche demzufolge auch im Bett benutzt werden können. Von weiteren Glühlichtapparaten sind zu nennen das Glühlichtbad für gynä-

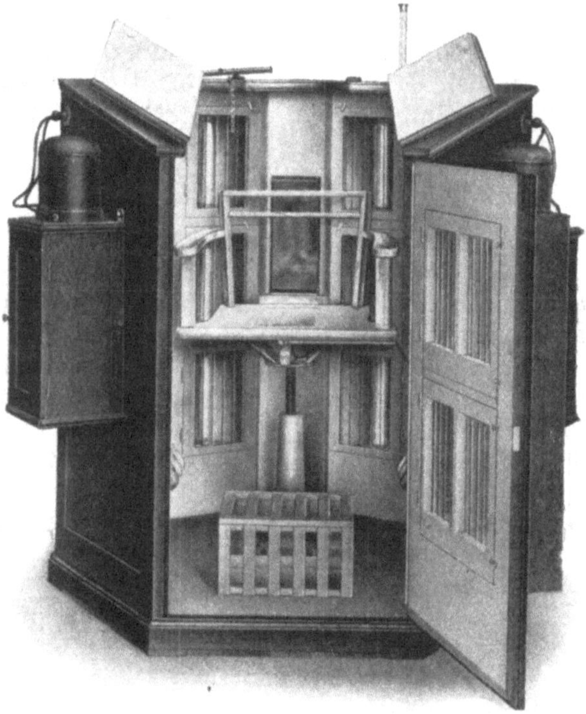

Bild 8.

kologische Zwecke — Glühlichtbidet — und die zur Schmerzstillung und bei Hautkrankheiten — Ekzemen — vielfach angewendeten Mininsche Lampe (32 bis 50kerzige Glühlampe — eventuell aus verschiedenfarbigem Glas — mit parabolischem Reflektorspiegel und Handgriff). Es ist ferner hier noch der Bogenlampenreflektor zu nennen: er besteht aus einer horizontal gestellten Bogenlampe von 20 bis 25 Ampère, hinter der sich ein reflektierender Metallspiegel befindet, und vor der noch eventuell eine blaue Glasscheibe eingeschaltet werden kann; da die von dem Spiegel konzentrisch reflektierten Strahlen im Brennpunkt eine sehr große Hitze entwickeln können, so ist bei der Einstellung des nach allen Seiten hin beweglichen Bestrahlungsapparates Vorsicht geboten.

Zum Schluß sei noch der Elèktrothermapparate Lindemanns gedacht, die sowohl für einzelne Körperteile wie auch für den ganzen Körper mit Ausschluß des Kopfes konstruiert sind. Die Heizung geschieht vor allem durch Drähte, welche der hindurchgeschickte elektrische Strom zum Glühen bringt, sodann aber auch, wenn auch in geringerem Maße, durch einige Glühlampen in den Kästen, deren hauptsächlicher Zweck allerdings die Erleuchtung des Innenraums ist. Durch einen Rheostaten läßt sich die Wärme in den Apparaten auf das genaueste präzisieren.

Anhang.

1. Mooranwendungen.*)

Zum Moorvollbad benötigt man einer größeren Holzbadewanne und $1^1/_2$ bis 2 Zentner trockner und gesiebter Moorerde: letztere wird mit heißem Wasser zu einem gleichmäßigen dicken Brei verrührt und 38 bis 40 bis 42° C warm, dem eventuell noch $^1/_2$ bis 1 kg Franzensbader Moorsalz oder $^1/_2$ bis 1 Flasche Moorlauge zugesetzt werden können, als Moorbad verabreicht. Kopfkühlung. 15 bis 40′ Dauer. Nach dem Bade Abspülung unter der Dusche oder in einem zweiten daneben bereiteten Wasserbade von 35 bis 37° C. Nach der Abtrocknung einstündige Ruhe in warmen Decken auf dem Divan oder im Bett. Im Anfang der Kur 2, später 3 bis 5 Bäder wöchentlich. Vorsicht vor Berührung von Leinen mit Moor, das von ihm leicht angegriffen wird! Gebrauchter Moor darf bei fremden Personen nicht wieder Verwendung finden. Auch Moorumschläge, die wie Breiumschläge vorbereitet und angelegt werden, sowie Moorteilbäder werden therapeutisch verwendet.

Die Wirkung der Moorbäder ist vor allem als eine thermische und eine mechanische anzusehen; thermisch, weil sie eine geringere Wärmekapazität als das Wasser besitzen und deswegen ohne Schaden in höheren Temperaturgraden verordnet werden können, und mechanisch, weil die Masse des Moors schwer beweglich ist und einen größeren Druck auf den Körper des Patienten ausübt. Indes ist die chemische Wirkung nicht zu übersehen, besonders bei stärkerem Gehalt an Eisen oder Schwefel, in welch letzterem Fall sie besonders bei Hautkrankheiten angewendet werden. Erfahrungsgemäß rufen die Moorbäder eine lebhafte Schweißabsonderung

*) Moor ist ein Produkt aus vermoderten Pflanzen und anderen organischen Substanzen und enthält außer Mineralien auch Humin-, Ameisen- und Essigsäure.

hervor und üben auf Ausschwitzungen und Ergüsse der verschiedensten Art einen hervorragend resorptiven Einfluß aus. Die Hauptdomäne ihrer Anwendung sind die chronischen Arthritiden, Neuralgien, Myalgien und die exsudativen Parametritiden u. a. m.

Moorsalz- und Extraktbäder (1 kg Moorsalz auf 1 Bad) enthalten wohl die wirksamen chemischen Hauptbestandteile des Moores, aber da ihnen der thermische und mechanische Reiz des Moores selbst abgeht, so können sie die Moorbäder nicht voll ersetzen.

2. Schlammbäder*)

sind in ihrer Wirkung den Moorbädern ähnlich; auch sie wirken in ganz besonderem Maße thermisch und mechanisch (1 l Schlamm wiegt 1,8 kg!) und werden fast nur in Badeorten (Nenndorf, Pistyan u. a. m.) gegeben. Dagegen haben die Schlammpackungen auch anderwärts große Verbreitung gefunden. Man benutzt dazu gewöhnlich den Schlamm aus Battaglia bzw. aus der Eifel — den Fango. Er kommt gepulvert zur Anwendung und wird mit heißem Wasser (80 bis 90° C) zu mittlerer Salbenkonsistenz verrührt. Er wird dann 40 bis 45° C warm dem Körper 2 bis 3 cm dick direkt aufgetragen und zwar folgendermaßen: Die Packung ist vorbereitet und besteht aus einer wollenen Decke, darüber ein wasserdichter, gummierter Stoff und darauf wieder ein Leinen. Auf dieses wird der Fango gestrichen, das Glied sodann auf den Brei gelegt und mit der Hand von oben und von den Seiten her völlig von Fangomasse umgeben und schließlich der dreigeschichtete Umschlag um das Glied herumgelegt. Dauer ½ bis mehrere Stunden. Hinterher erfolgt ein laues Bad mit anschließender kühler Regendusche sowie Ruhe im Bett oder auf dem Divan. Man kann auch die Fangopackung mit einer trockenen Ganzpackung kombinieren und darin den Patienten schwitzen lassen. Zur längerdauernden Warmhaltung des Fangos ist es zweckmäßig, in ihn hinein von heißem Wasser durchflossene Zirkulierschläuche usw. zu legen. Für erkrankte Hand- oder

*) Schlamm ist der Niederschlag aus schwefel- oder kochsalzhaltigen Thermen (Thermal- oder Mineralschlamm) oder er ist an den Ufern des Meeres, von Seen und Flüssen abgelagert. Er enthält Kieselsäure, Kalk und essigsaure Tonerde, sowie Reste von Algen, Diatomeen und Muscheln.

Fußgelenke ist es bequemer, wenn für sie Fango-Hand- oder Fußbäder an Stelle der betreffenden Fangopackungen bereitet werden. Die Wirkung der Fangopackungen muß, wie bereits erwähnt, in ähnlicher Weise wie die der Mooranwendung erklärt werden; die Frage, ob und in welchem Umfange das in ihm gefundene Radium zur Heilwirkung beizutragen imstande ist, ist zurzeit noch nicht spruchreif. — In ähnlicher Weise wie die Fangopackungen werden Lehmpackungen hergestellt, die — wenn zu Hause angewendet — mehrfach gebraucht werden können und in ihrer Wirkung den Fangopackungen kaum wesentlich nachstehen.

3. Sandbäder

werden in großen Holzbadewannen gegeben, in denen der gut gewaschene Sand durch Heizschlangen erwärmt und gut durchgemischt wird, bis die Temperatur in allen Schichten 45 bis 50° C beträgt: der entkleidete Patient legt sich hinein und wird von allen Seiten mit gleichwarmem Sand überdeckt. Besser — da die Erwärmung des Sandes in der Wanne doch öfter trotz Vorsicht zu Verbrennungen der Haut führt — geschieht die Erwärmung des Sandes in einem besonderen Eisenkasten, in dem der Sand mittels Heizschlange bis auf annähernd 100° in den umgebenden Schichten derselben erwärmt wird. Bereits beim Ausfließen aus einer unten befindlichen Klappe kühlt er sich ab und wird außerdem mit kühlerem Sande so gemischt, daß es nur noch wenigen Umrührens mittels Schaufel bedarf, um ein überall gleich warmes, gebrauchsfähiges Sandbad herzustellen. An das Sandbad schließt sich ein Wasserbad an, das kühl gegeben wird, wenn die Kur damit beendigt sein soll, das warm gehalten ist, falls eine Fortsetzung des Schwitzens im Bett oder in Decken auf einem Ruhesofa verordnet ist. Die Wirkung des Sandbades ist vor allem schweißtreibend, die Haut hyperämisierend sowie schmerzstillend und seine Anwendung erfolgt deswegen vor allem bei chronischen Gelenkaffektionen, My- und Neuralgien. Der einmal gebrauchte Sand soll nicht wieder benutzt werden, es müßte denn sein, daß er durch Sterilisieren in einem besonderen Ofen wieder gebrauchsfähig gemacht wird (s. a. Sandsäcke). Die Sandteilbäder — z. B. für Hände und Füße — sind bequem herstellbare, stark hyperämisierende und schmerzstillende Teilanwendungsarten des heißen Sandes.

4. Thermophore

sind verschieden gestaltete Gummikissen oder Metallflaschen, die mit einer geheimgehaltenen Salzmischung (wahrscheinlich essigsaures Natron) gefüllt sind und für einige Minuten in heißes Wasser gelegt werden. In ihm schmilzt das Salz, um später, wenn das Thermophor auf dem Körper aufgelegt wird, wieder zu kristallisieren und so viel Wärme abzugeben, daß das Kissen längere Zeit hindurch warm bleibt. Sie sind nicht billig, ziemlich schwer und müssen öfter durchgeknetet oder erhitzt werden. Bequemer und einfacher sind flache, verschieden große Gummibeutel, sogenannte Karlsbader Flaschen, die mit heißem Wasser gefüllt und mit trockenem oder feuchtem Tuch umhüllt, die Wärme ziemlich lange beibehalten.

Die Elektrothermkompressen, die in verschiedener, den entsprechenden Körperteilen angepaßter Form hergestellt werden, erhalten ihre Wärme durch eingelegte Drähte, die vermittels des hindurchgeschickten elektrischen Stroms zum Glühen gebracht werden.

5. Künstliche Höhensonne.

Die gemeinhin als künstliche Höhensonne bezeichnete Quecksilber-Quarzlampe besteht aus einem Quarzglasrohr von 6 bis 12 cm Länge, an dessen beiden Enden sich je ein Gefäß mit Quecksilber befindet. Durch Hindurchschicken des elektrischen Stroms entsteht auf eine hier nicht näher zu beschreibende Weise Quecksilberdampf, der durch den elektrischen Strom entzündet wird und ultraviolettes Licht erzeugt. Dadurch, daß der Quecksilberdampf sich in einem Quarzglasrohr befindet, gelangen die kurzwelligen ultravioletten Strahlen ohne wesentliche Beeinträchtigung durch die Quarzglaswand zur Aussendung, was nicht der Fall wäre, wenn das umgebende Rohr aus Glas bestände, das diese Strahlen zurückhalten würde. Da das ultraviolette Licht keine wärmenden Strahlen enthält, muß der Raum, in dem die Bestrahlungen stattfinden, sehr gut erwärmt sein oder man nimmt einen Kranz von elektrischen Glühbirnen zu Hilfe, der um den Apparat herumgelegt wird, oder man verwendet die Solluxlampe, die die Wirkung wärmender Strahlen mit der der ultravioletten Strahlen kombiniert. — Man bestrahlt in einem Lampenabstand von der Körperoberfläche von zuerst ca. 1 m und geht allmählich auf 50 cm herunter. Dauer der 1. Anwendung 5′, Steigerung von Mal zu Mal um ca. 3′, Höchstdauer 30 bis 40′, wobei zu berücksichtigen ist, daß bei Allgemeinbestrahlungen Vorder- und Rückseite des völlig entkleideten Körpers bestrahlt werden sollen, also für jede Seite ca. höchstens 20′ in Betracht kommen. Mehr wie 15 bis 20 Bestrahlungen werden zumeist in einer Kur nicht vorgenommen. Wiederholung der Bestrahlung jeden 2. bis 3. Tag, wobei naturgemäß größere Pausen

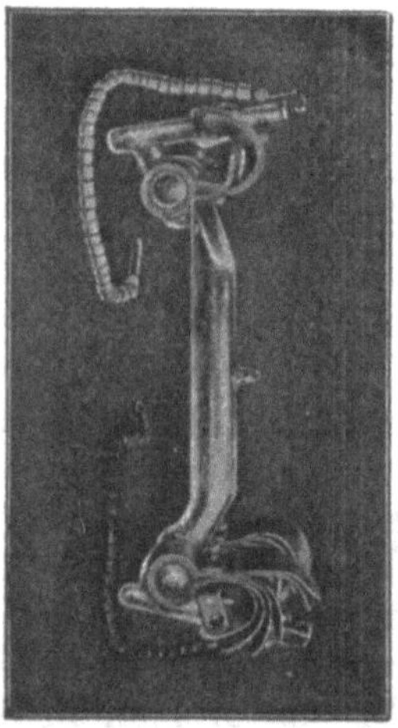

Bild 9.

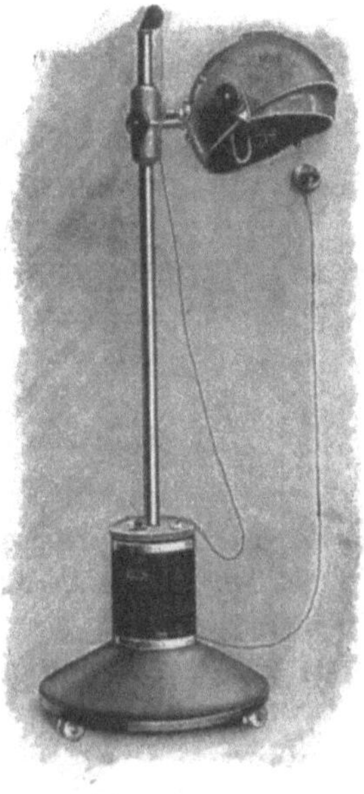

Bild 10.

eingeschoben werden müssen, wenn fieberhafte oder starke Hautreaktionen eintreten. Neben den allgemeinen Bestrahlungen werden vielfach noch örtliche geübt, die dann mit ersteren alternieren, so bei Lungen, Hilus- und Hals-Drüsen-Affektionen usw. Die Verwendung der Quarzlichtbestrahlungen ist mannigfacher Art: Allgemeine Erschöpfungszustände, Anämien, Rachitis und Skrofulose der Kinder (bes. der Drüsen), katarrhalische Erkrankungen der Bronchien und des Lungengewebes, Tuberkulose der Lunge, des Bauchfells und der Knochen, sowie eine Reihe von Hauterkrankungen (trockenes Ekzem, Alopecie, Akne, Psoriasis, Hautjucken u. a. m.) und schlecht heilender Hautwunden und Geschwüre stellen das hauptsächlichste Verwendungsgebiet dar.

Die Erklärung der Wirkung der ultravioletten Strahlen auf die Haut ist noch strittig, ist aber wohl darin zu suchen, daß die Haut mehr oder weniger zu lebhafter nach innen gerichteter Tätigkeit angeregt wird (Esophylaxie); über diese Tätigkeit ist Näheres auf S. 8 und 9 gesagt.

III. Teil.

Spezielle Hydrotherapie.

Die Abhärtung.

Bevor wir an die Wasserbehandlung der einzelnen Krankheiten herantreten, sei es in kurzem gestattet, einige Worte über die Abhärtung zu sagen, die uns erfahrungsgemäß in den Stand setzt, den Organismus nach Möglichkeit gegen viele ihm drohende krankheitliche Gefahren zu schützen und ihn im Kampf gegen diese zu unterstützen.

In gleicher Weise wie die Erkältung in ihrem eigentlichen Wesen und in ihren Ursachen uns immer noch unbekannt ist — weder der Begriff der Infektion im allgemeinen allein reicht aus, die Entstehung einer akuten fieberhaften Erkrankung usw. befriedigend zu erklären, da wir vielmehr immer noch eines bisher unaufgeklärten „Etwas" ermangeln, das den Boden zur Ansiedlung und Entwicklung etwaiger Keime vorbereitet, also die sogenannte „Disposition" schafft, noch die erfolgte Abkühlung, sei es des ganzen Körpers oder eines Teils, bedingt in jedem Falle eine nachfolgender Erkältung — ist uns auch der Grund: wie und warum abhärtende Methoden wirken, durchaus nicht aufgeklärt. Das eine aber ist klar: da wir vor allem eine Abhärtung erstreben gegen die Einflüsse und Unbilden der Witterung und Luft, so müssen wir versuchen, uns auch durch dieselben zuvörderst abzuhärten.

Als das Hauptmittel für die Abhärtung muß deshalb die Luft betrachtet werden; die Möglichkeit, in ihr zu jeder Jahreszeit, in Regen und Sonnenschein, in Wind und Wetter sich ohne gesundheitliche Schädigung zu bewegen und aufzuhalten, muß durch vorsichtige und allmähliche Maßnahmen abhärtender Art erstrebt und erreicht werden. Hierfür bietet nun auch die Anwendung des kühlen Wassers eine sehr wesentliche Unterstützung bzw. einen in vieler Beziehung ausreichenden Ersatz der Luftabhärtung. Morgendliche kühle Abwaschungen des ganzen Körpers beim Verlassen des Bettes — in der ersten Zeit und bei zarten Menschen im angewärmten Zimmer, späterhin in kühlen Räumen —, Baden und Schwimmen in kühlen Gewässern — sei es im Freien, sei es in Hallenbädern —, Ganzabreibungen, Duschen und kühle Voll- und Halbbäder mit Bewegungen und Frottierungen, Wellen- und Strombäder usw., sie alle dienen dazu, die Widerstandsfähigkeit des Organismus und die Energie des Willens zu stärken.

Bei Kindern möge man die Abhärtung nicht zu früh — nicht vor Beginn des 2. Halbjahres — beginnen, sondern lieber mehr Gewicht auf Warmhaltung legen, unbeschadet täglicher, indifferenter Reinigungsbäder. Daß bei dem öfteren Trockenlegen der Kleinen diesen schon früher für kurze Zeit die Möglichkeit gegeben werde, tüchtig in der Luft des gut warmen Zimmers zu „strampeln“, wird nicht nur zu ihrer Entwicklung, sondern auch ausreichend zu ihrer Abhärtung beitragen. Nach 6 Monaten kann man dem täglichen Reinigungsbade eine flüchtige kühle Waschung anschließen, zuerst unter geringer, später unter stärkerer Reibung, oder auch zum Schluß des Bades kühles Wasser hinzugießen, so daß das Badewasser auf $^1/_4$ bis $^1/_2$ Minute mehrere Grade niedriger temperiert ist als während der übrigen Zeit. Diese Abkühlung kann bis 25 ja 22° herabgehen, möglichst verbunden mit kräftigeren Frottierungen oder schnellen Übergießungen des kleinen Körpers, woran sich ein tüchtiges Trockenreiben der Haut schließt. Jedenfalls möge man stets bedacht sein, daß nach allgemein gültigen Gesetzen je kleiner der Körper, um so relativ größer sein Umfang oder seine Oberfläche ist und infolgedessen auch kalte Prozeduren dem kleinen Körper verhältnismäßig mehr Wärme entziehen und ihn stärker reizen, als sie das bei den größeren Körpern erwachsener Menschen tun. — Nach Jahresfrist ist ein tägliches Bad nicht mehr erforderlich, sondern es genügen wöchentlich 2 bis 3 Bäder mit mäßigen Schlußabkühlungen. Dafür soll aber täglich eine flüchtige Waschung des ganzen Körpers mit stubenwarmem Wasser erfolgen, an die sich kräftiges frottierendes Abtrocknen anschließt. Unter steter Beobachtung des körperlichen Befindens, des Schlafes und vor allem des Nervensystems des Kindes würde auf diesem Wege weiterzuschreiten sein, ohne je den Wahlspruch: „ne nimis" dabei aus dem Auge zu lassen. — Für Erwachsene, sehr anfällige und zarte Individuen beginnt man mit Teilabwaschungen; falls keine ausreichende Reaktion mit Wasserwaschungen erzielt wird, versucht man erst durch trockene Frottierungen eine gute Hautrötung herbeizuführen und dann die Teilwaschung vorzunehmen. Oder man begnügt sich im Anfang mit Spiritus (evtl. unter Zusatz aromatischer Stoffe) oder 4 bis 5 Proz. Soolelösung (ca. 6 Eßlöffel voll Badesalz auf 2 l Wasser) die Teile einzeln zu waschen, später zum Spiritus und dem Salzwasser mehr und mehr Wasser hinzuzufügen und so allmählich zu täglich 1 bis 2 mal wiederholten reinen Teilwasserabwaschungen überzugehen: Wassertemperatur 15 bis 20° C. Erst wenn der Patient sich an diese Teilprozeduren mit gutem Erfolge gewöhnt hat und auch die in zwei Etappen vorzunehmenden Waschungen des Gesamtkörpers, zuerst des Oberkörpers und dann, wenn dieser abgetrocknet und mit dem Hemde bedeckt ist, auch des Unterkörpers, gut vertragen sind, treten die Ganzprozuduren in ihr Recht: Schwammbäder, wechselwarme Regenduschen, Ganzabreibungen, Halbbäder usw., nach denen ganz besonders auf kräftige Frottierung zu achten ist. Hand in Hand mit dieser Wasserabhärtung soll möglichst auch die Luftabhärtung gehen: Nach den Wasseranwendungen mit darauffolgendem Abtrocknen empfiehlt sich erst kürzeres, später länger dauerndes, bis schließlich 10′ währendes Umhergehen oder Turnen mit halbentblößtem Körper im warmen Zimmer, dann dasselbe mit ganz nacktem oder nur mit einem Hemde bekleidetem Körper. Auch diese abhärtende Freiluftgymnastik beschließe man in jedem Falle mit kräftigen Frottierungen der trockenen Haut. Schließlich leiten diese Bewegungen bei geöffnetem Fenster und im kühlen Zimmer sowie das Schlafen in solchen zu den Luftbädern im Freien über; mögen sie nun nach der Methode eines Rikli auf niedrigem und bergigem Terrain unter voller Benutzung der Kontrastwirkung von Kalt und Warm, Licht und Schatten, oder mögen sie nach Lahmann u. a., die dem Ermessen und Vermögen des einzelnen einen weiteren Spielraum gestatten, geübt werden.

Vorbemerkungen zur Therapie der akuten Infektionskrankheiten.

In der Hydrotherapie der akuten fieberhaften Infektionskrankheiten spielt seit langem neben den aus diagnostischen (s. u.) und therapeutischen Gründen angewendeten Teilabwaschungen die Bäderbehandlung eine große Rolle. Es erscheint deswegen erforderlich, an dieser Stelle eine kurze Übersicht über die verschiedenen, zurzeit am meisten angewendeten Bäderarten voranzuschicken, ehe wir die einzelnen Krankheiten selbst besprechen.

1. Das kühle Vollbad nach Brand. Der Patient wird in das Bad hineingelegt, so daß auch die Schultern vom Wasser bedeckt sind und sein Schädel sogleich mit mehreren Litern Eiswasser begossen. Diese Übergießung des Kopfes (sanft und ohne Druck!) wiederholt sich während und am Schluß des Bades noch einmal. Nach der Herausnahme des Kranken aus dem Bade wird dieser nur wenig oder gar nicht abgetrocknet, mit dem Hemd bekleidet und so der Bettruhe und -wärme überlassen. Wasserwärme 20 bis 10° C nach Brand, nach Jürgensen und Bartels 15 bis 7° C, nach Liebermeister 29 bis 20° C. Dauer 10 bis 15'.

2. Das kühle Halbbad nach Brand. Temperatur 20° C. Das Bad wird wie ein gewöhnliches Halbbad gegeben, nur erfolgen während des Bades mehrfache, vorsichtige und drucklose Übergießungen des Schädels und Nackens mit Wasser von 9 bis 15° C. Dauer 10 bis 15'. Hinterher Bettruhe.

3. Das allmählich abgekühlte Bad nach Ziemssen. Die Anfangstemperatur des Wassers soll 5° C unter der betr. Körperwärme betragen; die durch allmähliches Zugießen von kaltem Wasser am Fußende nach 10 bis 20' erhaltene Endtemperatur 25 bis 20° C. Nachherige Behandlung der Kranken wie oben.

4. Das Sturzbad nach Curie bedarf nur noch aus historischem Interesse Erwähnung. Der Kranke wird in eine leere Wanne gesetzt und mehrfach mit 10 bis 20 und mehr Litern ganz kaltem Wasser begossen (evtl. 4proz. Soolezusatz). In der Zwischenzeit erfolgt leichtes Frottieren. Nach dem Bade wird der Patient unabgetrocknet in das Bett gelegt, zugedeckt und evtl. im Zimmer das Fenster geöffnet.

Bei diesen Bädern ist folgendes zu beachten: 1. Der Kranke wird stets in das Bad und aus ihm getragen. 2. Er erhält vor, während und nach dem Bade heißen Kaffee, Tee oder Wein, gegen welch letzteren von manchen Seiten aus prinzipiellen Gründen freilich Widerspruch erhoben wird, zu trinken. 3. Im Bade wird er dauernd leicht frottiert, entweder mit bloßer Hand oder noch besser mit rauhen Frottierhandschuhen. 4. Bei Benommenheit oder oberflächlicher, nicht genügender Atmung erfolgen mehrfache Übergießungen des Schädels bzw. des Nackens und der Brust mit Wasser von 10 bis 15° C ohne stärkeren Druck. 5. Wenn nicht aus anderen Gründen dringend notwendig, soll die Höhe des Fiebers in der Nacht allein nicht der Anlaß zu einem Bade sein, sondern die Nachtruhe möglichst nicht gestört werden.

Der erste Punkt bedarf keiner Erklärung; der Alkohol, Kaffee oder Tee werden zur Herzstärkung und zur Beförderung der Reaktion nach dem Bade gegeben, zumal bezüglich des Alkohols neuerdings die gefäßerweiternde Wirkung dargetan ist.

Die Frottierung erfolgt einmal, um in dem kühlen Wasser bei dem Kranken das Kältegefühl zu beseitigen und ferner eine Erweiterung der Hautgefäße herbeizuführen. Bei kontrahierten Hautgefäßen wäre etwaigenfalls keine Temperaturherabsetzung, sondern eher eine Wärmestauung zu gewärtigen: die Erweiterung der Gefäße und ihre stärkere Durchströmung mit Blut durch das Frottieren gewährt dagegen die Möglichkeit, die Kühle des Wassers auf eine erheblich größere Blutmenge einwirken zu lassen und so die Wärmeabgabe zu erleichtern. Das Übergießen mit kühlem Wasser bezweckt einmal das etwa getrübte Sensorium aufzufrischen und den Patienten aus seiner Lethargie zu erwecken, ferner erregt aber auch das den Nacken und die Brust treffende kalte Wasser das Atemzentrum, so daß tiefere Atemzüge und damit wenigstens auf kurze Zeit eine bessere Ventilation der Lungen und kräftigere Herzkontraktionen erfolgen und gleichzeitig Hypostasen vorgebeugt wird.

Es entsteht nun die Frage: aus welchem Grunde baden wir Kranke mit fieberhafter Infektion kühl? Wir tun dies 1. weil wir auf die Zirkulation einen großen Einfluß auszuüben in der Lage sind. Der Kältereiz regt das Herz zu kräftigeren Kontraktionen an und gleichzeitig wird eine bessere Füllung der peripheren Gefäße, sei es primär durch die Frottierung, sei es sekundär durch die Reaktion, und damit Entlastung der inneren Organe bedingt, sowie der drohenden Vasomotorenschwäche — der nach begründeter Auffassung vieler Kliniker eine größere Rolle als der etwaigen Herzschwäche zuzusprechen ist — vorgebeugt. Ferner verlangsamt sich der Puls in den meisten Fällen, wird kräftiger und regelmäßiger und eine etwa vorhandene Zyanose geringer.

2. Weil wir auf das Nervensystem einen erheblichen, stimulierenden Einfluß gewinnen. Wie schon erwähnt, heben oder mindern sich nach den Bädern vielfach Benommenheit und Delirien, womit auch ihre Folgezustände gemildert und eingeschränkt werden: Die Nahrungsaufnahme wird besser, die lästigen Mund- und Rachenerscheinungen (Trockenheit, Zungenbelag usw.) gehen zurück.

3. Weil wir anzunehmen berechtigt sind, daß durch die in den Bädern usw. bewirkte Reizung der Haut, besonders wenn Frottierungen mit den Bädern verbunden sind, eine nach innen gerichtete Sekretion der Haut erzeugt wird. Dadurch werden nicht nur die Produkte ihrer Eigentätigkeit und ihres Stoffwechsels, die als Reizstoffe von anderen Geweben und Organen empfunden werden, sondern auch die in den Bindegewebsschichten der Subkutis gebundenen Antikörper ausgeschwemmt; was von Bedeutung für die Bekämpfung der Infektion ist (s. a. Wasserkur u. natürl. Immunität von Winternitz, Leipzig, G. Thieme).

4. Weil wir, wie ebenfalls schon erwähnt, eine Vertiefung der Atmung herbeiführen und

5. weil wir eine mehr minderstarke Herabsetzung der Körperwärme, wenn auch manchmal nur für Stunden, erreichen. Sieht man die gesteigerte Temperatur als eine natürliche und zweckmäßige Reaktion des Körpers gegen die Krankheitsgifte usw. an, so könnte es allerdings als ein Fehler scheinen, diese Abwehrmaßregel des Körpers zu schwächen. Da wir aber sehen, wie im hohen Fieber die Ernährung und Ausscheidungen, die Atmung, die Nerven- Herz- und Gefäßtätigkeit darniederliegen, bei normaler Temperatur oder niedrigerem Fieber sich aber erheblich bessern, so ist unser Streben nach einer Herabsetzung des hohen Fiebers als wohl begründet anzusehen, wobei wir es noch unentschieden lassen, ob die genannten Funktionen mehr durch

das Fieber oder durch die Infektion selbst leiden und beeinflußt werden, da eine gültige Klärung in dieser strittigen Frage und ihre Entscheidung bisher immer noch aussteht. — Die nach den kühlen Bädern beobachtete, vorübergehende und meist nur mäßige Leukozytose, sowie die Steigerung der Alkaleszenz des Blutes und damit Erhöhung seiner bakteriziden Eigenschaft, dürften unseres Erachtens erst in zweiter Linie für die Erklärung der günstigen Wirkung kühler Bäder in Betracht kommen.

Wir verfahren im allgemeinen nach dem Ziemssenschen Prinzip und sind mit dem Erfolge stets zufrieden gewesen. Wir haben auch stärkere Abkühlung des Wassers, etwa unter 25° C, nie erstrebt, sondern uns in den meisten Fällen mit Endtemperaturen von 27 bis 28° C begnügt. Betrug auch die Temperaturerniedrigung des Patienten im allgemeinen nicht mehr als 1 bis 1,5° C, so wirkten die Bäder doch auf Herz, Sensorium, Atmung völlig ausreichend und günstig, und empfanden die Kranken selbst die Bäder als angenehm, so daß die sonst so häufige Scheu vor ihren Wiederholungen seitens des Patienten nur in seltenen Fällen zutage trat. Diese Wiederholungen sollen in Zwischenräumen nicht unter drei Stunden erfolgen und das Ziemssenschen Kriterium der Achselwärme von 39,5° im allgemeinen als Indikation zum Baden seitens des Personals angesehen werden. Frösteln ausnahmsweise trotz des Frottierens doch die Kranken im Bade, so empfehlen sich künstliche CO_2-Bäder (Matthes) von 33 bis 30° C, welche subjektiv als sehr wohltuend empfunden werden und auch objektiv in ihrer Wirkung den gewöhnlichen kühlen Bädern zum mindesten gleichkommen und sie ersetzen.

Treten während des Badens Kollapserscheinungen auf — kleiner, flatternder Puls, Kühle, Blässe und Atemnot — so ist das Bad alsbald abzubrechen und sind Kampferäther-Einspritzungen und andere anregende Mittel geboten. Derartige Kollapse — die meist bei schwächlichen Individuen, bei starker Infektion oder Herzkranken usw. die Krankheit und Behandlung komplizieren — lassen sich in vielen Fällen vermeiden, wenn man an dem Patienten vor dem Bade eine probatorische Teilabwaschung vollzieht und nun beobachtet, ob die betreffenden Hautpartien sich röten, also reagieren, oder aber ob die sog. alveolare zyanotische Injektion (bläuliche Marmorierung) eintritt und gleichzeitig, ob die Mastdarmtemperatur im Gegensatz zu der niedrigeren peripheren Wärme sehr hoch ist. In letzterem Falle, wie überhaupt bei allen anderen Zeichen bevorstehenden Kollapses sind Bäder kontraindiziert und es treten mehrfach hintereinander vorgenommene Teilabwaschungen und öfter gewechselte Stammaufschläge (s. v.) an ihre Stelle. — Über weitere Kontraindikationen wird bei den einzelnen Krankheiten näheres gesagt werden.

Nach dem Bade werden dem Wasser desinfizierende Stoffe (Kresolseifenlösung, Eau de Javelle u. a. m.) hinzugesetzt und das Wasser sodann abgelassen; eine zweite Benutzung des Badewassers erscheint durchaus unzulässig und ist auch Vorsicht beim Umgehen mit dem gebrauchten, nicht desinfizierten Wasser dem Wartepersonal stets aufs neue einzuschärfen.

Masern.

Bei unkompliziert verlaufenden Masern ist in vielen Fällen, abgesehen vielleicht von beruhigenden Prießnitzschen Stammumschlägen besonders bei Kindern, kaum eine hydriatische Anwendung erforderlich. Die, wenigstens in den ersten Nächten der Erkrankung, häufig vorhandene Unruhe wird sehr augenfällig durch den erwähnten Stamm- oder einen Bauchumschlag gemildert bzw. behoben; der Umschlag kann, falls Schlaf eintritt, die Nacht über liegen bleiben, andernfalls wird er nach Bedarf gewechselt. Bei Delirien kühle Kopfumschläge. Bronchitische Erscheinungen werden durch Anwendung der Kreuzbinde mit nachfolgender Brustabwaschung mit kaltem oder kühlem Wasser behandelt. Bei der diffusen Bronchitis oder Bronchiolitis bzw. der Bronchopneumonie erweisen sich die Senfpackungen von ganz hervorragender Wirksamkeit (s. d.), desgleichen tun Bäder von 36 bis 30° C und 10′ Dauer mit mehrfachen kühlen Übergießungen des Nackens und der Brust vortreffliche Dienste. Bei Kollaps oder Herzschwäche sind heiße Wasseraufschläge auf den Rumpf von guter Wirkung. Da die Masern vor allem das kindliche Alter betreffen, ist die Warnung vor stärkeren Wärmeentziehungen beim Baden der kleineren Kinder wohl am Platze, während bei älteren Kindern und erwachsenen Masernkranken naturgemäß, falls es der Zustand erheischt, wärmeentziehende Bäder durchaus angezeigt sind. Bei stärkerer Laryngitis kommen Eiskravatte, Prießnitzsche Umschläge oder auch heiße Wasserdampf- oder Breiumschläge in Betracht, außerdem, bei zunehmenden Stenoseerscheinungen, heiße Bäder von 39 bis 40° C und 10 bis 15' Dauer, bei denen auf dauernde Kopfkühlung besonders acht zu geben ist. Zurzeit der Schuppung in der Rekonvaleszenz wendet man zweckmäßig täglich oder 2 mal täglich indifferente Bäder mit reizmildernden Zusätzen — Malz, Kleie, Mandelkleie — an (s. d.).

Scharlach.

Auch bei leichteren Scharlacherkrankungen kommt man gewöhnlich ohne Hydrotherapie aus, es sei denn, daß, wie bei Masern, Stamm- oder Leibumschläge zur Beruhigung des Kranken oder 2mal Teilabwaschungen täglich zu seiner Erfrischung und Anregung angewandt werden. Bei Temperaturen von ca. 39,6 bis 40° C gelangen die allmählich von 36 bis 32 bis 30 bis 28° C abgekühlten Vollbäder zur Anwendung, bei Wärmegraden darüber solche von 25 bis 20° C mit Übergießungen von gleicher Temperatur, falls die Haut heiß und mit Blut gut versorgt ist. Ist sie das nicht, sondern fühlt sie sich kühl an und ist gefleckt, bläulich marmoriert, sind kühle Bäder kontraindiziert und treten heiße Teilanwendungen (evtl. Senfbäder) Teilabwaschungen mit Spiritus usw. unter Umständen im Verein mit herz- bzw. gefäßanregenden Mitteln (Koffein, Theobromin) an ihre Stelle. Es ist durchaus abzulehnen, daß die kühle oder kalte Wasserbehandlung etwa einen ungünstigen Einfluß auf die Entwicklung einer Mittelohr- oder Nierenentzündung ausüben könnte; diese Besorgnis ist nichtig und darf das fast ausnahmslos so wohltätige Eingreifen mit hydriatischen Anwendungen in schwereren Fällen nicht verhindern. Bei stärkerer Angina wendet man innerlich Eispillen und äußerlich Eiskravatten an; ferner sind erregende Brust- bzw. Stammumschläge zur Unterstützung der Therapie zu empfehlen.

Ist eine akute Nierenentzündung hinzugetreten, so bekämpft man diese und etwaige Ödeme sowie drohende Urämie mit heißen Vollbädern von 40 bis 42° C (der Patient wird bei 37° hineingelegt und dann heißes Wasser zugelassen) und nachfolgendem Schwitzen in Trockenpackung. Bei bestehender Herzschwäche werden die Bäder abgewechselt mit oder ersetzt durch gewechselte feuchte Ganzpackungen, die schließlich bis zum Ausbruch des Schweißes und darüber hinaus liegen bleiben, und dauernde Herzkühlungen angewandt. — In der Rekonvaleszenz empfehlen sich auch hier indifferente evtl. reizmildernde Bäder wie bei den Masern. Als Kontraindikation für Bäderbehandlung werden angesehen Kollapsneigung, schwere Herzinnenhautentzündung, Neigung zu stärkeren Nasen- und Rachenblutungen, sowie Komplikationen mit stenosierender Diphtherie und schweren Gelenkaffektionen.

Diphtherie.

An erster Stelle sind Wasseranwendungen des Halses zu nennen. Erregende Halsumschläge, evtl. mit Alkoholzusatz, reichen bei leichteren Fällen aus, die vorhandenen Beschwerden und Erscheinungen zu mildern. Bei schwereren Erkrankungen mit starken Schwellungen bevorzugen wir äußerlich Eiskrawatten, kalte Umschläge und innerlich Schlucken von Kunsteisstückchen. In einer Reihe von Fällen wirken aber auch heiße Applikationen, besonders bei Larynxerscheinungen mit Stenose, und stundenweise erfolgende Einatmung von Dampf, dem evtl. etwas Kochsalz oder Borsäure hinzugesetzt war, recht günstig. Des weiteren werden Stammpackungen wegen ihrer angeblich belaglösenden Eigenschaften empfohlen. Bronchopneumonische Komplikationen lassen laue Bäder (bei Kindern!) mit kühlen Übergießungen des Nackens und der Brust, sowie Senfpackungen (s. Technik) angezeigt erscheinen.

Schwitzprozeduren, besonders im Entstehen der Erkrankung, scheinen nicht unzweckmäßig, doch muß darauf geachtet werden, daß bei ihrer Vornahme der Patient nach keiner Richtung hin angestrengt wird. Herzerregungen und -reizungen verlangen die Anwendung lokaler Kühlung, sei es durch kalte Umschläge, sei es durch Eisbeutel, Kühlschläuche oder doppelläufige Herzflasche. Eine systematische hydriatische Behandlung des Fiebers ist fast stets unnötig, da dieses ohne Mischinfektion bekanntlich sich meist auf mäßiger Höhe erhält. Dagegen sind mehrmals täglich vorgenommene Teilabwaschungen des Patienten durchaus empfehlenswert. Alles in allem: Der Hydrotherapie ist bei der Diphtherie keine entscheidende Rolle zugewiesen; immerhin unterstützt sie, allerdings sehr wesentlich, die im Vordergrunde der Therapie stehende Antitoxinbehandlung und andere antibakterielle und antitoxische Maßnahmen.

Pocken.

Im fieberhaften Anfangsstadium wirken täglich mehrfache kühle Teilabwaschungen, sowie dauernde Kopfkühlungen bei Gehirnsymptomen sehr vorteilhaft, dagegen kommen kühle Bäder nur bei langdauerndem und hohem Fieber in Betracht. Im Eiterstadium erleichtern laue Bäder von 35 bis 33° C von 1/2 Stunde Dauer die Patienten sehr, wie sie auch einen günstigen Einfluß auf die Hautveränderungen ausüben. Als bestes Mittel gegen die Eiterung und ihre Folgen wird fast allgemein die Anwendung kalter Umschläge oder feuchter Eiskataplasmen, sowie in späteren Zeitabschnitten der Abheilung diejenige feuchtwarmer Verbände mit wasserdichtem Stoff darüber bezeichnet. Man setzt diesen Umschlägen, wenn sich der abgesonderte Eiter der Pusteln zersetzt und riecht, zweckmäßig Kal. permang., acid. boric. oder Alum. acetic. hinzu und erreicht schließlich in der Genesung durch Kleie- und Malzbäder eine erhebliche Milderung des Juckreizes.

Auf die Anregung von Finsen hin hat man in dem letzten Jahrzehnt vielfach Pocken-, aber auch Masern- und Scharlachkranke in Zimmern mit roten Fensterscheiben und roter künstlicher Beleuchtung untergebracht. Diese Rotlichttherapie soll durch Ausschaltung der chemischen, reizenden blauen, violetten und ultravioletten Strahlen einen milderen Verlauf bedingen und besonders bei den Pocken die Vereiterung der Pusteln mildern bzw. verhindern. Die Ansichten über den Erfolg dieser Therapie sind geteilt. Bei Maserkranken habe ich wiederholt den Eindruck einer — auch an der Fieberkurve erkennbaren — günstigen Beeinflussung des Krankheitsverlaufs wahrzunehmen geglaubt.

Unterleibstyphus.

Seit langen Jahren feiert gerade bei dieser Krankheit die Hydrotherapie große Triumphe. Die von Anfang an methodisch durchgeführten, 2- bis 3mal täglich vorgenommenen Teilabwaschungen mit Eiswasser, der erregende Bauch-Umschlag bzw. -Aufschlag, dauernde Kopfkühlung durch Eisbeutel, Kühlklappe usw. und schließlich die allmählich abgekühlten Bäder nach Ziemssen reichen für gewöhnlich völlig hin, das erstrebte Ziel zu erreichen: Vorbeugung der Herzschwäche und der Lähmung der Gefäße, Aufhellung etwaiger Benommenheit und Verhinderung der daraus möglicherweise resultierenden Komplikationen — Decubitus, Fuligo, Pneumonie und mangelhafte Ernährung — sowie günstige Beeinflussung der Temperaturkurve. Im besonderen wird die letztere durch die Bäderbehandlung derart abgeändert, daß vor allem aus einer Continua meist eine intermittierende Kurve wird und daß ferner in der dritten Woche die Temperaturerniedrigung sehr erheblich größer ist (bis 4° C) nach einem kühlen Bade als in den ersten beiden Wochen, weswegen in späterer Zeit die Abkühlung des Badewassers nicht so tief gewählt zu werden braucht als im Anfang. Man beginnt mit der Bäderbehandlung, wie schon erwähnt, mit dem Augenblick, in dem die Achselhöhlentemperatur auf 39,5° C gestiegen (Anfangstemperatur 5° unter Körperwärme, allmähliche Abkühlung um 5°, Dauer 10 bis 15′; vor dem Bad heißer Kaffee oder 1 Glas Südwein, s. a. S. 72) und wiederholt — falls erforderlich — die Badeprozedur alle 3 Stunden, am Tage jedoch nicht öfter als 3- bis höchstens 5mal, läßt aber den Kranken, wenn nicht andere Krankheitszeichen es sonst gebieten, die Nacht über in Ruhe und Schlaf. Denn es braucht wohl nicht besonders betont zu werden, daß stärkere und anhaltende Benommenheit, erheblichere Dikrotie des Pulses und größere Steigerung der Pulszahl, sowie überhaupt die Rücksicht auf das Allgemeinbefinden in gleicher Weise wie die hohe Temperatur die Indikation für ein Bad geben können. Immerhin ist für das W a r t e - und P f l e g e p e r s o n a l die Angabe der Temperaturhöhe von 39,5° C in der Achselhöhle als Anzeige für ein kühles Bad mit gleichzeitigen Reibungen der Gliedmaßen als durchaus zweckmäßig anzusehen und ihm in gleicher Weise die Art des Ziemssenschen Bades für gewöhnlich als Vorschrift einzuschärfen. Unsere Erfahrung mit diesen Bädern spricht durchaus für ihre Anwendung bei leichten wie schweren Fällen, zumal sie von der bei weitem größten Mehrzahl der Kranken gern genommen werden und nicht eine solche technische Gewandtheit und Schulung des Personals verlangen als die Halbbäder. Auch hier seien wiederum die CO_2-Bäder als etwaiger Ersatz der einfachen kühlen Wasserbäder genannt, falls in diesen die Patienten ausnahmsweise doch frösteln oder nach ihnen sich nicht wohl befinden sollten. Temperatur des CO_2-Bades 33 bis 30°, Dauer 15 bis 20′.

Als a b s o l u t e K o n t r a i n d i k a t i o n e n zum Baden gelten: Thrombose, Darmblutungen und Perforationsperitonitis, da bei ihnen größte körperliche Ruhe die erste Bedingung ist. G r o ß e V o r s i c h t beim Baden ist geboten: bei Bauchfellreizungen, größeren Brustfellergüssen, Kehlkopftyphus, Herzschwäche, sowie bei alten, fettleibigen und dem Trunke ergebenen Kranken. An Stelle der Bäderbehandlung würden bei solchen Kranken 3- bis 4mal, in Zeiträumen von 5′ gewechselte, ganz kalte Packungen, oder, wenn das Aufsetzen des Kranken auch vermieden werden soll, Ganzaufschläge anzuwenden sein, denen zum Schluß eine Ganzabwaschung im Bett und Abtrocknung folgen.

Auch würden, wenn nur die Wärmeentziehung im Vordergrunde stände, die Eisluftbäder (S. 53) in Betracht zu ziehen sein.

Kruppöse Lungenentzündung.

Bei dieser Erkrankung ist mehr als bei allen andern die Frage immer noch heiß umstritten, ob Bäderbehandlung, ob nicht. Da Herz und Gefäße in ganz besonderem Maße bei der Pneumonie gefährdet sind und jegliches unnötige Bewegen und Aufsetzen des Patienten von fast allen Berufenen verurteilt wird, so sehen auch wir im allgemeinen von der Bäderbehandlung ab, falls nicht eine Hyperpyrese oder stärkere Somnolenz uns dazu zwingen. Es genügen fast durchschnittlich Brust- oder Stammaufschläge von 15 bis 18° C, die alle 10 Minuten und so lange gewechselt werden, bis die Körperwärme auf ca. 39° gesunken und die Benommenheit gebessert ist; der letzte Umschlag bleibt, mit einem Wolltuch bedeckt, liegen, evtl. bis zum Schweißausbruche (Brieger); dem einen von uns (Krebs) hat sich Jahre hindurch bei schweren und leichten Erkrankungen folgende Therapie bewährt: von Anfang an mäßige Alkoholdosen, vom zweiten oder dritten Tage an 3mal täglich Coffein natr. salicyl. 0,2, ferner vom ersten Tage an 3mal täglich Teilabwaschungen mit je 3mal gewechseltem kalten nassen Tuch od. dgl. Ferner alle 3 Stunden Brust- bzw. Stammaufschläge, die 3mal hintereinander alle 5 bis 10 Minuten gewechselt werden; der letzte Aufschlag bleibt liegen. — Schröpfungen, Senfteige evtl. auch Senfaufschläge und Venasektion vervollständigten das therapeutische Eingreifen, das in den Fällen, wo andauernde Hyperpyrese und Somnolenz den Zustand bedenklich und bedrohlich machten, sich auch auf die Verabreichung langsam abgekühlter Bäder erstreckte (vorherige Gabe von Südwein oder Kaffee!). Besonders auf die Wahl der letzthin auch von anderer Seite warm empfohlenen Aufschläge an Stelle der Umschläge wurde großer Wert gelegt, da der Patient dabei absolut in seiner Ruhe blieb und nicht durch Aufsitzen gequält und evtl. auch geschädigt wurde.

Wir bemerken jedoch, daß eine Reihe Kliniker trotz all dieser Bedenken der Bäderbehandlung das Wort redet. Und zwar wählt man bei der Lungenentzündung eher kühlere Bäder, 27 bis 25°, ja 20° C (Jürgensen und Liebermeister) bei 10′ Dauer, muß jedoch bei ihnen in ganz besonderem Maße auf reichliche Reizmittel bedacht sein. Ferner ist erklärlich, warum im Anfange der Erkrankung, wo das Zirkulationssystem in den meisten Fällen noch intakt zu sein pflegt, eher die Bädertherapie gewagt werden kann, als in den späteren Tagen, wo Herz und Gefäße die größte Obacht und Rücksicht erheischen.

Daß weiterhin Kopfkühlungen bei Kopfschmerzen und Benommenheit, kalte oder andererseits auch heiße und Dampfumschläge bei schmerzhaften pleuritischen Reizungen, wenn anders man nicht sofort zur Morphiumspritze greifen will, sowie lokale Herzkühlungen bei Erregtheit des Herzens an ihrem Platze sind und vorgenommen werden sollen, bedarf nicht besonderer Erwähnung.

Rose(-Erysipel).

Bei Kopfschmerzen und Benommenheit tun auch hier Kühlungen durch Eisbeutel, kalte Umschläge usw. gute Dienste.

Unruhe bekämpft man durch mehrfach gewechselte Stammauf- oder -umschläge sowie durch 2- bis 3mal täglich erfolgende Teilabwaschungen. Zur Bäderbehandlung greift man nur, wenn dauerndes, hohes Fieber besteht; aber auch dann soll man sich dessen stets bewußt bleiben, daß einmal die Gefahr eines Collapses auch bei Erysipel nicht gering ist und andrerseits eine Herabsetzung des Fiebers gemeinhin nur in geringem Maße und nur auf kurze Zeit erreicht wird.

Die erysipelatöse Stelle selbst mit Wasseranwendungen, die die Haut nur noch mehr erweichen, anzugreifen, empfiehlt sich auf Grund vielfacher, wenig guter Erfahrungen nicht. Im allgemeinen hat sich die Anwendung von Alkoholumschlägen, vor deren Anlegen zweckmäßig die Haut mit einer indifferenten Salbe leicht eingefettet wird, bewährt; sie werden in 24 Stunden 2- bis 3mal gewechselt und am folgenden Tage von einem 10proz. Ichthyolsalbenverband unterbrochen.

Bei dem Gebrauch dieser Umschläge im Gesicht sind die Augen durch eine dicke Schicht trockener weißer Watte vor der Berührung mit Alkohol zu schützen.

Malaria.

Den Haupterfolg erzielt bei frischer Malaria die Chininbehandlung. Darüber dürfte kein Zweifel bestehen; in den wenigen Fällen aber, wo es versagt usw., sind hydriatische Prozeduren durchaus nutzbringend und angezeigt, und zwar am besten 1 bis $1^1/_2$ Stunden vor dem zu erwartenden Anfall. Zur Anwendung gelangen Abreibungen bzw. Lakenbäder, kühle Voll- oder Halbbäder, Vollgüsse sowie Regenduschen. Letztere gibt man kurz, kalt — ist der Patient elend oder seine Haut nicht warm genug, nach vorheriger kurzer Anwärmung in Heißluft- oder Lichtkästen oder auch im Bett — etwa 30 Sekunden lang, worauf eine ebensolange, kalte, energische Fächer- oder selbst Strahldusche auf die Milz- und bei vorhandener Leberschwellung auch auf die Lebergegend gerichtet wird. In der Annahme, daß dadurch eine Verkleinerung der Milz (Mosler) und evtl. auch eine Auswanderung von Plasmodien aus der Milz bedingt werden könnte, ist der Versuch, nach der Kaltwasseranwendung Chinin zu geben, um die in die Blutbahn getriebenen Mikroben damit anzugreifen, durchaus angebracht (Bassenge).

Für die häusliche Praxis dürfte sich vor allem die Abreibung mit oder ohne Verbindung mit einem kühlen Sitzbad von 12 bis 18° C und 10′ Dauer, das der Abreibung vorangehen würde, eignen. Treten die Fieberanfälle nicht zu bestimmten Zeiten ein, so gebe man vor- und nachmittags eine kühle Prozedur und setze die Behandlung solange fort, bis der Blutbefund normal, die Milz nicht mehr vergrößert und die etwaige Kachexie geschwunden ist. Nach den jedesmaligen Wasseranwendungen wird der Kranke tüchtig frottiert und geht darauf entweder zu Bett oder macht sich, wenn er kräftig genug ist, energische Körperbewegung im Freien.

Die chronische Malaria bedarf vor allem kräftigender, tonisierender Anwendungen. Ihre Therapie würde sich im großen und ganzen nach den bei der Hydrotherapie der Anämien gegebenen Anweisungen gestalten.

Pyämie, Sepsis und Influenza.

Bei den obenstehenden Erkrankungen richtet sich im allgemeinen das hydrotherapeutische Eingreifen ganz nach den Symptomen, dem Fieber, den Schmerzen, der Mitbeteiligung verschiedener Organe usw. Es mag aber auch hier wieder bemerkt werden, daß bei schwererer Erkrankung 2mal täglich ausgeführte Teilabwaschungen, evtl. mehrmals hintereinander wiederholt, den Patienten in jedem Fall erquicken und von guter Einwirkung auf die Herz-, Gefäß- und Nerventätigkeit sind. Kopfschmerzen und Benommenheit erheischen Kopfkühlung, hohes anhaltendes Fieber — allmählich abgekühlte Bäder, Schmerzen — heiße oder Dampfumschläge, Erscheinungen von seiten des Herzens — Kühlungen mittels Eisbeutel, Herzflasche oder Herzschlauch, solche von seiten der Lungen — erregende Brustumschläge oder -Aufschläge, wie bei der Pneumonie geschildert (s. auch Bronchitis).

Auf eins möge aber noch hingewiesen werden, daß bei der Influenza im Beginn bei gut erhaltenen Kräften wiederholtes, evtl. täglich zweimaliges energisches Schwitzen von 1 bis $1^1/_2$ Stunde Dauer, sei es in der Ganzpackung, sei es in einfachen wollenen Decken uns seit langem vortreffliche Dienste geleistet hat und warm anempfohlen werden kann. Für die häufig verlangsamte Rekonvaleszenz bei Influenza sind Halbbäder oder auch wechselwarme Duschen und Abreibungen oft von erstaunlichem Erfolge begleitet; ferner stellen künstliche Höhensonnenbestrahlungen für die Rekonvaleszenz eine zweckmäßige Erweiterung unseres physikalisch-therapeutischen Vorgehens dar.

Cholera.

Sowohl zur Vorbeugung als auch zur Behandlung ist die Hydrotherapie angewandt, und zwar sind besonders kalte Halbbäder, Duschen und Abreibungen mit nachfolgendem tüchtigen Frottieren genannt worden. Es muß jedoch hervorgehoben werden, daß von andrer Seite energisch gegen Kaltwasseranwendungen in der Therapie Front gemacht und im Gegensatz dazu heißen Bädern von 42 bis 45° C und 15′ Dauer, evtl. unter Zusatz noch von 100 g Senfmehl das Wort geredet wird, wenn auch nicht andrerseits verschwiegen werden kann, daß die Erfahrungen im Institut für Infektionskrankheiten mit jedweder Hydrotherapie bei Cholera sehr wenig ermutigend waren. Diese heißen Bäder usw. kommen namentlich im stadium algidum zur Erwärmung und Hervorrufung von Schweiß in Betracht. Gegen die Diarrhöen empfiehlt Winternitz kalte Abreibungen — evtl. im Bett — mit nachfolgenden kühlen Sitzbädern von 25 bis 15° C und 20 bis 30′ Dauer, in denen tüchtig der Leib und auch die nicht eingetauchten Körperteile — letztere mit trockenen Tüchern vom Wärter — frottiert werden müssen! Nachfolgendes kräftiges Abtrocknen und Anlegen einer feuchtwarmen Leibbinde beschließen, nachdem der Kranke in ein angewärmtes Bett gebracht ist, die jedesmalige Prozedur *).

Nicht zu vergessen seien die subkutanen oder intravenösen Kochsalzinfusionen („Hypodermoklysis") und vielleicht auch die Einläufe nach Cantani; sie bestehen aus 1 Proz. Tanninlösung von 39 bis 40° C, der etwas Opium und Gummi arabicum zugefügt sind („Enteroklysis"). Innerlich kommen Trinken von kohlensäurefreiem, abgekochtem Wasser mit Salzsäuremischung, sowie im Anfang Kalomel, später Opium zur Anwendung.

Die Ruhr

verlangt nur in schwereren Fällen und dann im großen und ganzen eine Wasserbehandlung, die der bei der Cholera geübten entspricht. Für die Mastdarmspülungen hat sich nicht nur die Tanninlösung, sondern im Besonderen auch eine 1 bis 2 ‰ Höllensteinlösung bewährt und gegen den Tenesmus werden Dauerkühlungen — für Personen, die diese nicht vertragen, evtl. auch Dauererwärmungen — mittels des Winternitzschen Mastdarmkühlapparates empfohlen. Schließlich sei auch der günstigen Wirkung der erregenden Bauchumschläge gedacht.

Epidemische Genickstarre.

Gegen die Kopfschmerzen und Benommenheit kommen Kühlungen des Schädels und gegen die Steifigkeit der Wirbelsäule Kühlungen dieser mittels Chapman-Beutels zur Anwendung. Daß die Lumbalpunktion aber die größte Erleichterung verschafft und gleichzeitig auch therapeutischen Einfluß besitzt, darüber dürfte heute kaum noch ein Zweifel

*) Siehe Winternitz: Wasserkur und natürliche Immunität. Verlag Thieme, Leipzig.

bestehen. Sie wird unter allen hydriatischen Maßnahmen auf das wirksamste unterstützt durch täglich 1- bis 2mal gegebene heiße Bäder von 39 bis 40° C und 10 bis 15′ Dauer, während diese bei der tuberkulösen Form der Meningitis ohne jeden Einfluß zu sein scheinen.

Akuter Gelenkrheumatismus.

Seit dem Jahre 1874 dominiert in der Behandlung des akuten Gelenkrheumatismus das Salizyl, das wohl in einzelnen Fällen ausnahmsweise versagen kann, aber in der bei weitem größten Mehlzahl der Fälle fast als Spezifikum angesehen wird. Die Hydrotherapie unterstützt dabei in nicht geringem Maße unser therapeutisches Handeln und wenn auch die Bäderbehandlung bis auf einige wenige Ausnahmen nicht viel Freunde bisher gefunden hat, so sind wir andrerseits doch durch eine Reihe andrer hydriatischer Maßnahmen sehr wohl in der Lage, nicht nur symptomatisch, sondern auch auf den Verlauf der ganzen Erkrankung nicht unwesentlich einzuwirken.

Bei akuten heftigen Schwellungen, Rötung und Schmerzen der Gelenke bewähren sich fast ausnahmslos die Longettenverbände — besonders in der Form der von Brieger geübten Berieselung derselben aus einem Irrigator, dessen Schlauch mittels Klemmschraube derartig verengt ist, daß nur tropfenweise das Wasser ausfließen kann — welche 2mal am Tage und häufiger verordnet werden können, wie auch die dreistündlich gewechselten erregenden Umschläge. Sie beheben nicht nur die Schmerzen, sondern lassen auch meist eine Abschwellung der Gelenke folgen. Besonders schmerzstillend haben sich mir nach Art der Senfpackungen der Brust Senfwicklungen der Gelenke bewährt: ein- bis zweimal täglich für 10 bis 15′ angelegte Senfumschläge, gefolgt von erregenden Umschlägen stillen oft in dem Maße die Schmerzen in den Gelenken, daß selbst bei noch weiter bestehenden Schwellungen der Patient sehr bald trotzdem seine Glieder frei und schmerzlos bewegen kann. Auch die Stauungshyperämie der einzelnen Gelenke vermag vielfach auf die Schmerzen und den Krankheitsprozeß selbst günstig einzuwirken (Dauer je 2 bis 4 Stunden).

Einer etwaigen Beteiligung des Herzens versucht man möglichst von vornherein durch Kälteapplikationen (kalter Herzschlauch) auf die Herzgegend entgegenzuwirken, die vor allem subjektiv günstig wirken und das unangenehme Herzklopfen mildern. Bei eingetretener Entzündung des Herzens, seiner Klappen oder des Herzbeutels ist die lokale Kälteanwendung fortzusetzen, eine etwa bereits eingeleitete Bäderbehandlung aber abzubrechen oder auf das äußerste zu beschränken. — Wie schon erwähnt, hat die Bäderbehandlung des akuten Gelenkrheumatismus überhaupt nicht viel Anhänger gefunden: im allgemeinen macht man von ihr nur dann Gebrauch, wenn die sogenannte hyperpyretische Form (Fieber von 40° C und darüber) besteht oder weder Salizyl- noch andere analgetische bzw. antipyretische Präparate einen deutlichen Erfolg gezeitigt haben. In diesen Fällen gelangen abkühlende Bäder zur Anwendung (s. Vorbemerkungen zur Therapie der akuten Infektionskrankheiten S. 69 u. ff.), von denen besonders die künstlichen kohlensauren Bäder zu empfehlen sind. — Der Grund, warum bei dieser Krankheit so selten im akuten Stadium gebadet wird, liegt klar zutage: den schmerzhaft geschwollenen Gelenken ist Ruhe das Zusagendste und jede Bewegung — und um den Kranken in das Bad zu heben, muß er trotz größter Vorsicht und Liegenlassens auf dem Laken mehr oder weniger bewegt werden bzw. muß er sich selbst mit bewegen — vermehrt Schmerzen und evtl. auch Entzündung.

In der Rekonvaleszenz tun tägliche indifferente Bäder gute Dienste, in denen der Patient nach Möglichkeit Bewegungen der Gelenke machen soll. Heißluftprozeduren, sei es in Heißluft- oder Lichtkästen, sei es in Mulden, in Form des Fönapparates usw., sowie heiße protrahierte Wasserbäder dienen dazu, in hartnäckigen Fällen etwa späterhin noch vorhandene Schmerzen und Schwellungen der Gelenke zu beseitigen und der Heilung zuzuführen.

Die Erkrankungen der Luftwege und Atmungsorgane.

Bei den so häufigen akuten Erkrankungen der oberen Luftwege spielen Erkältungsursachen eine sehr wesentliche Rolle. Ihre Verhütung ist die Aufgabe aller Abhärtungsversuche, die S. 66 bis 68 des näheren erörtert sind. Therapeutisch greift man bei jenen Affektionen am besten sofort mit Schwitzkuren ein: mag man nun der hypothetischen Ansicht sein, daß etwaige Toxine durch den Schweiß eliminiert werden oder daß eine erhöhte Tätigkeit der Haut und ihrer Zellen (Esophylaxie) wachgerufen wird; jedenfalls wirken in der Tat und erfahrungsmäßig Schweißprozeduren im Anfangsstadium sehr günstig. Welcher Art diese Prozeduren sind, erscheint irrelevant; am meisten wird man sie wohl im Bett nach Genuß heißer Milch, heißen Zitronenwassers, Fliedertees, von Salizylpräparaten usw., evtl. auch in Ganzpackungen, die zuweilen geradezu kupierend wirken, vornehmen lassen, und zwar möglichst 2mal am Tage für 1 bis $1^1/_2$ Stunden.

Besteht eine Beteiligung der Rachen- und Gaumenorgane, Mandeln usw., so tun erregende Halsumschläge gute Dienste, während bei starker Verengerung des Halseinganges — z. B. bei Abszeß — Eiskrawatten äußerlich, und innerlich das Schlucken von Kunsteisstückchen den Vorzug verdienen. Erst nach dem Abklingen der ganz akuten Erscheinungen treten dann die erregenden oder auch die warmen Breiumschläge u. a. m. an ihre Stelle. 2 bis 3mal täglich vorgenommene Teilabwaschungen, Kopfkühlungen mittels Eisblase, Kühlschlauch u. dgl. bei den meist bestehenden Kopfschmerzen, sowie mehrfach gewechselte Stammpakkungen (s. d.) gegen das oft hohe Fieber vervollständigen die hydriatischen Maßnahmen bei der A n g i n a.

Auch die L a r y n g i t i s verlangt eine ähnliche, entsprechende Behandlung mit feuchtwarmen Prozeduren, zu denen innerlich noch Inhalationen von Wasserdämpfen aus den bezüglichen Apparaten, mit oder ohne Zusatz von Koch-, Emser- oder Burtscheider Salz treten. Dauer 5 bis 7′, evtl. 2- bis 3mal täglich wiederholt. Greift der Katarrh auch auf die Bronchien über, so erzielt man mit 3 bis 4 stündlich gewechselten Kreuzbinden, vor deren Anlegen zweckmäßig der Oberkörper flüchtig mit kaltem Wasser abgewaschen wird, gute Erfolge. Über Schwitzen s. o.

Während bei der einfachen a k u t e n B r o n c h i t i s der Erwachsenen eine Bäderbehandlung sich im allgemeinen erübrigt, muß ihre Anwendung bei der kapillaren Bronchitis der Kinder sowie den Bronchpneumonien derselben neben den Brustpackungen dringend empfohlen werden. Die Temperatur der falls nötig 3 bis 4mal täglich wiederholten Bäder soll lau sein (34 bis 33° C), während die gleichzeitig und mehrmalig erfolgenden Übergießungen des Nackens und der Brust kalt sein sollen. Den Druck des Gusses nehme man nicht stark; die Menge des zum Begießen benutzten Wassers betrage n i c h t ü b e r 1 Eimer: in und nach dem Bade kräftiges Frottieren. Vorzüglich sind ferner die Senfpackungen nach Heubner (s. Masern) .sowie bei niedriger Körperwärme der Kleinen warme bis heiße Bäder, evtl. mit Senfzusatz. Auch bei alten Leuten kommen diese Bäder in ähnlicher Weise zur Anwendung, da ja auch bei ihnen bezüglich der Wärmeentziehung Vorsicht geübt werden muß. Dauer des ersten Bades 5 bis 6′; hat es gute Wirkung, so sind dementsprechend die weiteren Bäder einzurichten.

Bei der chronischen Bronchitis fällt ebenfalls den 3- bis 4stündlich gewechselten Kreuzbinden der Hauptanteil der Behandlung zu, wenn auch Halbbäder, wechselwarme Regenduschen, Ganzabreibungen sowie Ganzabwaschungen morgens und abends eine wesentliche Unterstützung bilden. In einer ganzen Reihe selbst sehr hartnäckiger Fälle haben sich methodisch durchgeführte Schwitzkuren — 5 bis 6 Tage in der Woche — evtl. durch starke Besonnung des Körpers im Freien oder durch Lichtbäder u. dgl., denen eine kühle Waschung mit energischer Trockenfrottierung folgte, außerordentlich bewährt, so daß sie angelegentlich, in gleicher Weise wie wöchentlich 2- bis 3mal vorgenommene Röntgenbestrahlungen von 5′ Dauer empfohlen werden können.

Das Bronchial-Asthma bekämpft man symptomatisch mit heißen Hand-, Fuß- oder Ellenbogenbädern — Temperatur 40 bis 42°, Dauer bis zum Aufhören des betreffenden Anfalles — deren Wirkung fast noch gesteigert werden kann, wenn sie wechselwarm — heiß: 40 bis 45″, kalt 15 bis 20″ lang und so abwechselnd fort — gegeben werden. Weiter sind als symptomatisches Mittel die heißen oder Dampfumschläge auf die Brust zu nennen, während für die essentielle Behandlung vor allem heiße Vollbäder (38 bis 40° C) indiziert sind, Dauer 15 bis 20′, zum Schluß folgen ein- oder mehrmalige kräftige Übergießungen des Bauches mit kaltem Wasser (12 bis 11°) aus $1^1/_2$ bis 2 m Höhe (Eimer oder Bütte), nachdem vom Badewasser so viel abgeflossen ist, daß der Leib direkt vom herabfallenden Wasser getroffen wird (kräftige Gesamtkonstitution des Kranken vorausgesetzt). Der Reiz dieser Kombination ist sehr stark: die Atmung vertieft sich reflektorisch, die Expektoration wird erleichtert und der Darm zu erhöhter Tätigkeit angeregt, wodurch gleichzeitig das so häufige Völligkeitsgefühl der Asthmatiker und der Druck der Bauchorgane auf diejenigen der Brust vermindert werden. Auch kühle Nackengüsse im Halb- oder warmen Vollbad — ohne großen Druck — sowie Kneippsche Obergüsse wirken ebenfalls in vielen Fällen erleichternd und atembefreiend, während sie freilich wieder bei anderen Patienten nicht selten einen direkten Anfall hervorrufen können. — Röntgenbestrahlungen des Brustkorbs und besonders Glühlichtbäder mit nachfolgender kurzer, kühler Wasserprozedur entwickeln vielfach eine derartige prompte Wirkung, daß ihnen von mancher Seite ein spezifischer Einfluß zugeschrieben wurde (eine energische Einwirkung auf die tieferen Schichten der Haut und ihre Anregung scheint nicht ausgeschlossen). — Naturgemäß muß sich eine solche Kur über Wochen erstrecken, während deren, wenn angängig, auch von den vorzüglich wirkenden Thoraxkompressionen auf dem Roßbachschen oder Bogheanschen Stuhl oder in Ermangelung dessen von der manuellen Kompressionsmassage — beide flach aufgelegten Hände des Arztes drücken im Atemrhythmus den unteren und seitlichen Teil des Brustkorbs zusammen — sowie von Zählübungen (Sänger) Gebrauch gemacht werden sollte.

All diese Prozeduren kommen mit gewissen Einschränkungen und geringen Abweichungen auch für das Emphysem in Betracht, bei dem nur noch zu berichten wäre, daß von $^1/_2$- bis 1stündigen Heißluft-Teilbädern des Thorax — 60 bis 80° —, ebenso wie bei Asthma und chronischem Bronchialkatarrh sehr gute Erfolge gemeldet werden.

Auch die akute trockene Pleuritis erheischt bei ihrem Auftreten eine schweißtreibende Behandlung, die vielfach von vortrefflicher Wirkung ist. Gleichzeitige Dampf- oder heiße Wasser- und Breiumschläge auf die affizierte Seite lindern nicht nur erheblich die Schmerzen, sondern wirken auch objektiv auf den Krankheitsprozeß (Hyperämie) ein. Bei der exsudativen Form sahen wir im allgemeinen von den Schwitzprozeduren keine sonderlichen Erfolge, und auch die Brustumschläge dürften kaum mehr als subjektiven Einfluß besitzen. Mehrmalige Teilabwaschungen oder -abreibungen am Tage erquicken nicht nur den Patienten, sondern üben auch einen Reiz auf die Gefäße und das mehr oder minder angestrengte und in Mitleidenschaft gezogene Herz aus. Beginnt eine Rückbildung des Exsudats — sei es nach erfolgter, sei es ohne Punktion — so kann man versuchen, diese durch Schwitzprozeduren im Bett, heiße Wasser- oder Licht- und Heißluftbäder sowie durch Anwendung des Dampfstrahls und warmer Brei-, Moor- oder Fangoumschläge zu unterstützen. Durch dachziegelförmig sich deckende Heftpflasterstreifen, die bei einseitiger Pleuritis über der ganzen gesunden Seite geklebt werden, führt man eine Behinderung derselben bei der Atmung und damit eine stärkere Beteiligung der erkrankten Seite an ihr herbei: Lockerung und Dehnung etwaiger Schwarten ist die weitere Absicht dieser Anwendung. Schließlich möge nicht unerwähnt bleiben, daß Halbbäder im Stadium der Rekonvaleszenz, aber auch wechselwarme Fächerduschen, nicht nur den lokalen Krankheitsprozeß günstig beeinflussen, sondern auch vor allem zur Hebung des Gesamtzustandes und Förderung der Genesung sehr wesentlich beitragen.

Die Hydrotherapie der Lungentuberkulose wird seit langem (Bremer, Dettweiler) mit gutem Erfolge geübt und stellt eine Behandlungsmethode dar, die, sei es allein, sei es zur Unterstützung etwaiger spezifischer Therapie angewandt, die Krankheit und ihre Symptome aufs wirksamste beeinflußt. Die Allgemeinanwendungen dienen zur Hebung des Allgemeinstatus, der Widerstandsfähigkeit, des Appetits, zur Bekämpfung der Mattigkeit und zur Hebung der Blutversorgung der Lunge. Von diesen Anwendungen kommen in Betracht — je nach dem Kräftezustand — Teilabwaschungen und Teilabreibungen im Bett — mit und ohne Salz — wechselwarme Fächerduschen und Regenbrausen, Ganzabreibungen und Ganzabwaschungen, sowie Halbbäder. Mit Teilabwaschungen und -abreibungen sind alle methodischen Wasserkuren bei der Tuberkulose-Behandlung einzuleiten; sie stellen auch auf die Dauer bei vorgeschritteneren Fällen, die keine gute Reaktion besitzen und infolgedessen die angreifenderen Kälteanwendungen nicht gut vertragen, die empfehlenswertere Behandlungsart dar. Sie können täglich 2mal wiederholt werden. Kräftigere Patienten mit guter Reaktion erhalten, wenn sie die Teilprozeduren gut vertragen haben, die anderen genannten Anwendungen, denen für 2 bis 3 Minuten erwärmende Prozeduren, wie Licht- oder Heißluftbad, Trockenpackung und ähnliches zweckmäßig voranzuschicken sind. Für den Hausgebrauch hat sich folgende Kombination als wertvoll erwiesen: Der Patient erhält im Bett eine Trockenpackung, so zwar, daß Ober- und Unterkörper gesondert gepackt werden, also eigentlich je eine Halbpackung erhalten. Nach erfolgter Erwärmung werden nun zuerst Oberkörper und Arme von der Packung befreit und schnell mit kühlem bis kaltem, nassen Schwamm u. dgl. abgewaschen — evtl. Alkohol-Essig oder Salzzusatz — danach tüchtig trocken gerieben und wieder zugedeckt. Darauf geschieht ein gleiches mit der unteren Körperhälfte. Nachdem der Patient dann mit seinem Hemd bekleidet ist, bleibt er noch ca. ½ Stunde weiter im Bett liegen, falls nicht andauernde Bettruhe verordnet ist. Ist der Patient kräftiger geworden und hat er diese Behandlungsart gut vertragen, so kann man statt der Waschung eine Regenbrause oder einen Vollguß, für den ja keine besondere technische Einrichtung erforderlich ist, anwenden.

Neben den allgemeinen Anwendungen sollen die örtlichen nicht vergessen werden. Während Bremer in Verbindung mit allgemeinen Regenbädern die Lungeninfiltrate vielfach mit kräftigen kalten Strahlduschen zu behandeln pflegte, wird diese Lokalbehandlung heute nur noch relativ wenig geübt. Dagegen gehören die Kreuzbinden zu den allerhäufigsten Anwendungen, die im Hause wie in der Anstalt gleichermaßen vorgenommen werden können. Sie lindern nicht nur Schmerzen und Hustenreiz, sondern erleichtern auch das Abhusten und den Katarrh. Ob eine bis in die tieferen Lungenpartien eindringende Wirkung diese Erfolge erzielt — durch Hyperämisierung des Lungengewebes — ob die Besserung der Zirkulation durch die beim wiederholten Wechsel des kalten Wickels bedingte reflektorische Reizung des Herzens und der Gefäße eine wesentliche Rolle bei diesen günstigen Erfolgen spielt, oder ob die Einwirkung auf die Haut eine esophylaktische (s. dies S. 8 u. ff.) Tätigkeit derselben hervorruft, die vor allem sich in einer gesteigerten Produktion und Ausschwemmung von Antikörpern aus den tieferen Schichten der Haut äußern würde, steht noch dahin: Tatsächlich ist in einer überwiegend großen Zahl von Lungentuberkulosen aller Stadien die Wirkung der Kreuzwickel so oft bestätigt, daß man nicht berechtigt ist, diese in Zweifel zu ziehen. — Treten Reizerscheinungen seitens der Pleura ein, kombiniert man zweckmäßig die Kreuzpackungen mit — während ihres Wechsels — vorgenommenen Dampfumschlägen, heißen Breiumschlägen,

Anwendung der Mininlampe, Senfpflaster usw. Während der Nacht bleibt der Umschlag liegen, am Tage wird er alle 3 bis 4 Stunden gewechselt oder auch nur nach der Mittagsmahlzeit für 3 Stunden angelegt. Bedingung ist, daß der Patient während des Umschlages Bettruhe hält und nicht damit herumgeht. Besonders bei geschwächten, anämischen Kranken ist der Zusatz von Alkohol (1 : 1), Essig oder Salz zum Wasser sehr ratsam, da sonst häufig statt der beabsichtigten Erwärmung unter dem Umschlag ein fröstelndes Gefühl eintritt. Außer den hydriatischen Anwendungen kommen von anderen physikalisch-therapeutischen Prozeduren in Betracht vor allem die Luftliegekur und die Bestrahlung unter der künstlichen Höhensonne, die nicht nur allgemein, sondern auch örtlich zur Anwendung gelangt. Die mit der Lungentuberkulose so häufig verbundene bzw. ihr vorangehende Erkrankung der Hilusdrüsen, zumal im Kindesalter, stellt ein besonderes aussichtsreiches Feld für die gute Wirkung der Quecksilberdampfstrahlen dar. Auch bei der letzteren ist eine besondere Anregung der Haut durch die von der Lichtquelle sehr reichlich ausgesandten violetten und ultravioletten Lichtstrahlen anzunehmen, durch die sie im Sinne der oben geschilderten Esophylaxie beeinflußt wird. Daß neben der Besserung des Lungenbefundes bei dieser Lichttherapie auch eine Beeinflussung des Gesamtbefindens, besonders Hebung des Appetits, des Schlafes, des Kräftegefühls und Herabsetzung der Temperatur sehr häufig eintreten, möchte ich ausdrücklich betonen. Bestehen Blutungen irgendwie b e t r ä c h t l i c h e r A r t, so ist von jedweder Hydrotherapie bis auf kalte bzw. Eisumschläge usw. auf die als Herd der Blutung erkannte Lungenpartie und stilllegende Heftpflasterverbände um die erkrankte Lungenseite usw. abzusehen. Ungefähr 8 Tage nach Aufhören des Bluthustens kann man versuchen, mit vorsichtigen hydriatischen Anwendungen wieder zu beginnen, und die ersten Teilabwaschungen, bei denen der Körper möglichst wenig bewegt werden darf, vorzunehmen, um dann bei guter Bekömmlichkeit Schritt für Schritt zu stärkeren Reiz- und Heilmitteln überzugehen. Eine g e r i n g e Beimengung von Blutspuren gilt dagegen allgemein nicht als Kontraindikation für mildere Wasseranwendungen. Ja, Brehmer hat sich in solchen Fällen nicht gescheut, auch kräftigere hydriatische Anwendungen — wie z. B. Duschen — zu verordnen und damit bei Blutspucken angeblich vortreffliche Resultate erzielt. Hektisches Fieber versucht man durch 2 bis 3 mal täglich vorgenommene Teilabwaschungen oder Abreibungen, die dreimal hintereinander mit erneut kaltem Wasser wiederholt werden (s. d.), bei noch kräftigeren Kranken auch durch Ganzabreibungen oder Regenduschen zu bekämpfen; die so lästigen Nachtschweiße zeigen sich in vielen Fällen abendlichen Ganzabwaschungen des Körpers mit kühlem Wasser, dem evtl. $^1/_3$ Essig oder Spiritus hinzugefügt wird, zugängig. Komplikationen seitens des Brustfells bedingen keinesfalls eine Unterbrechung der Hydrotherapie, vielmehr vermag sie gerade bei ihnen gute subjektive, aber auch objektive Erfolge zu erzielen (s. Pleuritis).

Erkrankungen der Kreislauforgane.

Die Hydrotherapie der Herzkrankheiten bedient sich ebensowohl lokaler wie allgemeiner Anwendungen, und vermag in einer Reihe von Fällen die medikamentöse Behandlung wohl zu ersetzen, während in einer anderen großen Reihe wiederum die Verwendung arzneilicher Herzmittel nicht zu entbehren bzw. geboten ist. — Die lokale Anwendung kühlender Prozeduren (Eisbeutel, kalte Umschläge, Kühlschlauch, doppelläufige Herzflasche) hat sich seit alters her bei den meisten Herzkrankheiten, akuten wie chronischen, die mit Erregung des Herzens einhergehen, bewährt; nicht nur, daß sie subjektiv in der Regel angenehm empfunden werden, sondern die Herzaktion wird auch in der Tat vielfach ruhiger, langsamer und gleichmäßiger. Dies lediglich als eine Folge direkter Abkühlung des Herzmuskels anzusehen, wie das von mehreren Seiten geschieht, dürfte nicht angehen, vielmehr erscheint es auf Grund eingehender Versuche usw. wahrscheinlich, daß reflektorische Einflüsse, die durch die Auflegung des kühlenden Apparates usw. bedingte Ruhelagerung und nicht zuletzt der Druck desselben auf die Herzgegend mit heranzuziehen sind. Jedenfalls reagieren akute Erkrankungen des Herzens und Herzbeutels wie auch chronische Insuffizienzen, sei es muskulärer, toxischer und anderer Art, bei denen eine verstärkte Aktion zu beobachten ist, im allgemeinen recht gut auf die lokale Herzkühlung; nur die nervösen Störungen des Herzapparates verhalten sich vielfach refraktär dagegen, wenn auch bei ihnen freilich ebenfalls eine zeitweise Linderung der subjektiven Beschwerden — Unruhe, Palpitation — oft nicht zu verkennen ist. Außer dieser Herzkühlung wird nicht selten auch eine Kühlung des Nackens mittels Chapman-Beutels oder entsprechend geformter Schläuche angewendet, der ebenfalls eine Verlangsamung usw. der Herzaktion — z. B. bei der paroxysmalen Tachykardie — zugesprochen werden muß; bei geringeren Erscheinungen genügt es, die Kälteanwendung 2- bis 3mal täglich für je eine Stunde anzuordnen, während in schwereren Fällen dieselbe dauernd, evtl. nur mit kurzen Unterbrechungen angewendet wird. Nur vereinzelt wird sie unangenehm empfunden und zwar besonders von Kranken mit stärkerer Anämie sowie mit Myokarditis und Sklerose der Kranzgefäße (Angina pectoris, Bradycardie), bei denen vielfach im Gegensatz dazu warme bzw. heiße Anwendungen auf das Herz nicht nur gut vertragen werden, sondern auch objektiv einen günstigen Einfluß besitzen: auch diese Hitzeapplikationen, — heiße oder Dampfumschläge, von heißem Wasser durchflossene Schläuche oder Herzflaschen, Thermophore, Breiumschläge, heiße trockene Tücher — wirken zumeist reflektorisch und durch ihren Druck, können stundenlang fortgesetzt und je nach dem Bedürfnis des Patienten und der Bekömmlichkeit wiederholt werden.

Als weitere lokale Anwendungen sind zu nennen: bei gleichzeitigen Kopfschmerzen Kühlungen des Kopfes, falls nicht Anämiesymptome Tieflagerung desselben und Reizmittel, wie Hitzeanwendungen auf das Herz, heiße Hand- und Fußbäder, evtl. mit Senfzusatz, erfordern. Besonders letztere Prozeduren, etwaigenfalls auch wechselwarm (2′ 40 bis 40° C, $^1/_4$ eiskalt) gegeben, vermögen in einer Reihe von Fällen der angina vera und des Adams-Stokesschen Symptomenkomplexes neben medikamentösen Reizmitteln durchaus günstig zu wirken. Auch die Diathermie wird bei manchen Insuffizienzen, besonders bei denen, die auf mangelhafte Ernährung des Herzmuskels zurückzuführen sind, mit gutem Erfolge verwandt. Daß hierbei die gefäßerweiternde Tiefenwirkung der Diathermie eine ausschlaggebende Rolle spielt, ist anzunehmen.

Die allgemeine hydriatische Behandlung der Herzerkrankungen möge mit den so schonenden und doch wirksamen Teilabwaschungen oder -abreibungen einsetzen: nicht nur üben sie reflektorisch einen anregenden Reiz auf das Herz aus, sondern sie entlasten es gleichzeitig auch, indem sie die Haut und Muskelgefäße erweitern und somit den peripheren Kreislauf erleichtern. Zweckmäßig läßt man diese Prozedur im akuten Stadium der Endokarditis und bei schwereren Insuffizienzerscheinungen am ganzen Körper morgens im Bett einmal vornehmen, während im weiteren Verlaufe des Tages noch 2 bis 3 mal wiederholt Teilabwaschungen oder -abreibungen nur der unteren Gliedmaßen erfolgen. An Stelle der feuchten Reibungen usw. können auch mehrmalige Abreibungen der Beine mit trockenen wollenen Tüchern, die gleichfalls eine ableitende Wirkung erreichen sowie leichte Streichmassage der Gliedmaßen treten — späterhin, aber erst nach Ablauf des akuten endokardischen Stadiums, werden die Halbbäder von 34° C bis 28° und noch kühler, für 3 bis 5 Minuten, in vielen Fällen gut vertragen; man gibt sie besonders in den Nachmittagsstunden oder gegen Abend an 3 bis 4 Tagen der Woche und erzielt damit außer einem nicht zu unterschätzenden Reiz auf Herz und Gefäße auch eine Hebung des Allgemeinzustandes und verschafft dem Kranken den so wohltätigen Schlaf des Nachts, den man weiterhin noch durch Anlegen erregender Stamm- oder Leibumschläge zu fördern vermag.

Es bedarf kaum des Hinweises, daß naturgemäß bei schweren Schwächeerscheinungen die größte Schonung des Kranken geboten ist und Halbbäder, wie schon oben gesagt, und auch selbst indifferente beruhigende Bäder, zu unterbleiben haben. In gleicher Weise auch jegliche Duscheanwendungen, welche überhaupt nur bei kräftigeren und widerstandsfähigeren Kranken und auch da nur mit Vorsicht — wechselarme Fächerdusche von 2′ Dauer im späteren Stadium der Rekonvaleszenz in Frage kommen.

Eine ganz besondere Wertschätzung haben sich in den letzten Jahrzehnten unter allen Bäderanwendungen bei Herzkranken die kohlensauren Bäder, wie sie in natürlicher Form in Nauheim, Kissingen, Oeynhausen, Altheide und anderen Orten mehr zur Verfügung stehen, erworben. (Über die Technik der künstlichen, auch im Hause herstellbaren CO_2-Bäder ist S. 24 ausführlich gesprochen worden.) Sie sind angezeigt bei den verschiedensten Zuständen von Herzschwäche, bei denen noch eine gewisse Reservekraft erhalten geblieben ist, so daß selbst Kompensationsstörungen mit geringeren Ödemen und Fälle mit mäßiger angina vera an und für sich keine Kontraindikation bilden, wenn nur die Bewegung in das Bad und aus ihm heraus mit größtmöglichster Vorsicht vor sich geht; ferner eignen sich Fälle von mäßiger Hypertonie, gleichermaßen wie Hypotoniker, für kohlensaure Bäder, wenn letztere nur in der Temperatur dem betreffenden Krankheitsbild entsprechen: Bäder von 35 bis 36° senken meist den Blutdruck, Bäder von 34 bis 33° erhöhen ihn; stärkere Kompensationsstörungen, frische Lungeninfarkte und erheblichere Arteriosklerose sowie vorgeschrittene Aneurysmen der Hauptschlagader bilden dagegen eine Gegenanzeige dieser Bäder.

Über die Wirkung der CO_2-Bäder ist viel diskutiert und geschrieben worden, ohne daß doch bisher eine einhellige Ansicht erzielt worden ist. Folgendes scheint aber nach den bisherigen Untersuchungen im allgemeinen festzustehen: 1. Der Blutdruck erhöht sich fast regelmäßig, auch bei CO_2-Bädern von indifferenter Temperatur, sofern das Herz noch eine gewisse Reservekraft besitzt; es tritt demgemäß auch in den CO_2-Bädern mehr eine Übung als eine Schonung des Herzens ein. 2. Nur die oberflächlichsten Gefäße erweitern sich, während wahrscheinlich die Muskelgefäße sich kontrahieren (plethysmographischer Beweis). 3. Die Pulsfrequenz sinkt, Unregelmäßigkeiten verlieren sich, das Atemvolumen wird pro Minute um 1 bis $1^1/_2$ l gesteigert (Reiz der durch die Haut resorbierte CO_2 auf das Atemzentrum und der reflektorisch erregten sensiblen Nervenendigungen). 4. Die Urinmenge steigt. 5. Die Herzdämpfung wird kleiner (Matthes), das Schlagvolumen größer und die Herzkraft größer (das Elektrokardiogramm zeigt die für eine Kräftigung der Herzfunktion charakteristische Erhöhung der F-Zacke im Vergleich zu I-Zacke). — Jedenfalls scheint sich das CO_2-Bad, dessen Wirkung durch Soolezusatz gesteigert wird, in ganz besonderem Maße an die Gefäße, ihre Spannung und ihre Kontraktilität zu wenden und führt offenbar zu einer besseren Durchblutung der inneren Organe und zu günstigeren Zirkulationsverhältnissen der Lungen und Venen des Thorax (H. Winternitz, Tiedemann). Daß es aber auch das Herz direkt reizt, muß aus dem Analogon des Einflusses sensibler äußerer Reize auf dieses sowie aus dem Kleinerwerden der Dämpfung bzw. des Schattens des Herzens und teilweise auch aus dem Steigen der Urinmenge geschlossen werden. Dazu kommt der sehr wichtige Umstand, daß die Bäder ohne unangenehme subjektive Empfindungen mehr oder minder unter dem Indifferenzpunkt (35° C) gegeben werden können und daß (Otfr. Müller) die beobachtete Blutdrucksteigerung mehr noch von der Badetemperatur (id est ihrer Erniedrigung) abhängt als vom CO_2-Gehalt, wenngleich auch dieser bei der Wirksamkeit des Bades gewiß mitspricht. Je niedriger die Temperatur, je salz- und kohlensäurereicher das Bad, um so stärker ist seine Wirkung.

Die jahrelange sehr genaue Beobachtung der Wirkung derartiger natürlicher und künstlicher CO_2-Bäder hat nun dazu geführt, den guten Erfolg derselben in vielen Fällen als einwandfrei nachgewiesen anzunehmen. Infolgedessen wird fast allgemein von der Verwendung dieser Herzbäder unter Beobachtung der entsprechenden Indikationen reichlich Gebrauch gemacht. Folgende Vorschriften seien als Richtschnur für eine Kur mit künstlichen CO_2-Bädern gegeben. In den ersten Tagen werden nur laue Wasserbäder mit geringem Soolezusatz (1 Proz.) von 8 bis 10′ Dauer verordnet. Von Tag zu Tag steigert man den Soolezusatz bis schließlich zu 3 bis 4 Proz. Gehalt, falls die Bäder dem Patienten bekommen, und beginnt dann Ende der ersten Woche oder Beginn der zweiten Woche mit geringem CO_2-Zusatz. Allmählich erhöht man Kohlensäure mit Soolegehalt und erniedrigt die Temperatur. Als niedrigste Grenze für CO_2-Erzeugung dürften 200 g Natr. bicarbon. und 200 g Acid. hydrochl. crud., für Soolezusatz 1,0 Proz. NaCl und 0,2 Proz. CaCl und eine Temperatur von 35° C anzusehen sein; über je 1 kg Natr. bicarbon. und Acid. hydrochl. crud., sowie 3 Proz. NaCl und 0,25 Proz. $CaCl_2$ bei 30 bis 27° C sollte man für gewöhnlich nicht hinausgehen. Anfängliche Dauer 8 bis 10′, allmähliche Steigerung bis zu 15 und 20′. Mittels verschieden zusammengesetzter Tabletten gelingt es auf bequeme Art, von Mal zu Mal den Salz- wie auch den CO_2-Gehalt der Bäder zu steigern und somit die künstlichen Kohlensäurebäder fast noch besser abzustufen, als das bei den natürlichen oft der Fall ist. In der ersten Zeit jeden zweiten Tag ein Bad, später wöchentlich sechs. Gesamtsumme 25 bis 30. Ruhe vor, in und nach dem Bade streng geboten (s. a. Technik).

Als eine fernere Bereicherung des physikalischen Heilschatzes bei Herzkrankheiten sind vielfach auf Grund der mit ihnen gemachten Erfahrungen auch die hydroelektrischen Bäder herangezogen worden, wenn auch ihre Wirkung auf die Zirkulation noch recht ungeklärt ist. Als Indikationen für sie werden nervöse Herzaffektionen, vasomotorische Neurosen und leichtere Insuffizienzen, als Kontraindikationen schwerere Kompensationsstörungen, stärkere Arteriosklerose, sowie größere Aneurysmen aufgestellt.

Am häufigsten verwendet man den sinusoidalen Wechselstrom, und, falls dieser nicht vorhanden, den faradischen, während der galvanische eigentlich nur zur Beruhigung bei nervösen Herzleiden verordnet wird. Über ihre Wirkung auf die Gefäße und das Herz ist Näheres bei S. 28 u. ff. gesagt.

Man gibt in den ersten beiden Wochen 2mal 5 bis 6 Bäder und pausiert dann 3 bis 6 Tage, um dann wieder in gleicher Weise wie vorher fortzufahren. Dauer des Bades 8 bis 12′, Temperatur 35 bis 32° C (s. a. Technik).

Für die Aufstellung eines Heilplanes ist es nun von Wichtigkeit, lokale Anwendungen mit allgemeinen zu kombinieren, wobei darauf zu achten ist, daß man den anfangs schonenden Prozeduren allmählich erst die mehr anregenden und übenden folgen läßt und daß an den Tagen, an denen kohlensaure oder elektrische Bäder verabreicht werden, außer einer morgendlichen Teilabwaschung oder -abreibung nur noch stundenweise Herzkühlung und evtl. eine nächtliche Stammpackung in Frage kommen.

Sind erheblichere Ödeme und Transsudate aufgetreten, so soll von allen irgendwie eingreifenderen und anstrengenden Prozeduren Abstand genommen werden und außer strikter Ruhe vor allem die arzneiliche Therapie in ihre Rechte treten, wie denn überhaupt auf diese in vielen Fällen auch bei der Anwendung der physikalischen Therapie nicht verzichtet werden kann und darf. Daß man bei Ödemen usw. den nicht aussichtslosen Versuch machen kann, bei genügender Vorsicht den im Bett liegenden Kranken durch Bettschwitzbäder von seinen Wasseransammlungen zu befreien, möge noch besonders erwähnt werden: Man verwendet dazu den Hilzingerschen Apparat oder elektrische Glühkasten usw. für liegende Haltung (s. Technik) und beschränkt sich vielfach auf Teilschwitzbäder, z. B. für Bauch und Beine, und legt gleichzeitig die von kaltem Wasser durchflossenen Apparate (Schlauch, doppelläufige Herzflasche) oder Eisbeutel auf das Herz.

Schließlich bedürfen die nervösen Herzbeschwerden noch einiger weniger Worte (s. a. Neurasthenie). Sicherlich ist die fast stets zugrunde liegende allgemeine Neurasthenie mit in die Behandlung einzubeziehen, wie auch sonst gerade bei diesen Beschwerden möglichst eine ätiologische Behandlung (Anamnese!) anzustreben ist. Im allgemeinen werden auch hier kühle tägliche Teilabwaschungen oder -abreibungen sowie die öftere Auflegung der Herz- und Nackenkühlapparate gute Dienste leisten; im besonderen Maße wird man aber dies von kühlen (34 bis 25 ° C) Halbbädern, evtl. mit Fichtennadelextraktzusatz, bei 8 bis 10' Dauer, sowie von CO_2-Bädern erwarten dürfen. Bei letzteren ist zu bemerken, daß sie bei Kranken mit hohem, aber nicht beschleunigtem Pulse öfters nicht nur versagen, sondern im Gegenteil ihn sogar noch erst erregen. In diesem Falle sind Sauerstoffbäder vielfach von wesentlich besserer Wirkung und deswegen empfohlen. Auch bei der Behandlung der Nervös-Herzkranken ist die für die Behandlung organisch Herzkranker gegebene Richtschnur einzuhalten: daß man von schonenden und wenig reizenden Prozeduren, falls sie dem Patienten wohltun, erst allmählich übergehen soll zu energischeren und Übung bedingenden, und daß detaillierte Verordnungen, die womöglich vor- und nachmittags auszuführen sind, schon aus suggestiven Gründen und weil die Kranken durch solcher Art geleitete Kur mehr oder minder beschäftigt und abgelenkt werden, gerade bei Herzkrankheiten durchaus am Platze sind — ohne daß damit etwa einer schädlichen Polypragmasie das Wort geredet werden soll. — Plötzliche Anfälle von Angina pectoris nervosa werden entsprechend wie die Angina vera behandelt (s. d.).

Der Hydrotherapie der Arteriosklerose erwächst die schwere und von vielen für fast aussichtslos gehaltene Aufgabe, die Elastizität der mehr minder starrgewordenen und unelastischen Gefäßwandungen wieder mittels thermischer und mechanischer Reize nach Möglichkeit zu heben und zu bessern sowie die subjektiven Beschwerden zu mildern und zu beseitigen; der Versuch, mit wechselwarmen Teilabreibungen und -waschungen diese Therapie zu beginnen, ist da erfahrungsmäßig durchaus nicht aussichtslos, ja geboten.

Werden diese gut vertragen, tritt völlige Reaktion ein, so geht man zu kalten Teilprozeduren und schließlich zu Halb- und CO_2-Bädern, letztere durchweg in Temperaturen von ca. 35° C, über. An Stelle der CO_2- bevorzugt man vielfach die Sauerstoffbäder besonders wegen ihrer Blutdruck herabsetzenden Wirkung, die ebenfalls 35 bis 34° C warm gegeben werden. Besonders bei diesen Kranken ist auf vorherige Kopf- und Gesichtskühlung, um die zentrale Wallung zu verhüten, durchgehend zu achten. Die von der Arteriosklerose abhängigen Folgeerscheinungen am Herzen sind bei diesem besprochen.

Es erübrigt nur noch, auf die vielfach vorzüglichen Erfolge der täglich zwei- bis dreimal wiederholten Knie- und Schenkelgüsse bei varikösen Beschwerden und der chronischen Periphlebitis hinzuweisen, während die akuten entzündlichen Erscheinungen der Bettruhe mit erregenden oder Alkohol- bzw. Eisumschlägen bedürfen. Bei dem im Gefolge mit Phlebektasien auftretenden Schenkelgeschwür erzielt man mit oft gewechselten heißen Kompressen, mit der Dampfdusche, lokalen Heißluftbädern und Bestrahlungen aus dem Bogenlichtreflektor in vielen Fällen recht gute Erfolge.

Erkrankungen der Harnwege.

Die akute Nierenentzündung — nicht die febrile Albuminurie —, welche als Komplikation einer akuten Infektionskrankheit auftritt, erheischt bei etwaiger antipyretischer Bäderbehandlung insofern eine gewisse Rücksichtnahme, als die Temperaturen nicht so tief wie sonst gewählt werden sollen, dafür aber die Dauer des Bades ausgedehnt werden kann. Da aber meist die akuten Nephritiden erst nach Vorübersein des hauptsächlichsten Fiebers aufzutreten pflegen, in einer Zeit also, in der abgekühlte Bäder nicht mehr in Frage kommen, so empfiehlt sich in solchen Fällen, gleichwie bei den sogenannten Erkältungsnierenentzündungen, sofort mit methodischen Schwitzkuren (s. Technik) zu beginnen. Täglich einmaliges Schwitzen, möglichst im Bett, in welchem der an Nierenentzündung Erkrankte während der Krankheit dauernd gehalten werden soll, ferner zweimal tägliche, kühle Teilabwaschungen und das Trinken kühlen, reinen Wassers, stellen die gebräuchliche und zweckdienliche Therapie mit Wasser dar. Werden heiße Wasserbäder, in die der Kranke hineingetragen werden muß usw., verordnet, so sollen sie bei längerer Dauer der Krankheit nicht über 38° C temperiert und ihre Dauer nicht über $^1/_4$ bis $^1/_2$ Stunde ausgedehnt werden, wie auch ein Nachschwitzen im Bett dann fortfallen soll, um eine Überanstrengung des Organismus — Herzirritationen, Kopfschmerzen und nervöse Symptome — zu verhindern. Ferner werden indifferente Vollbäder von 36 bis 35 bis 34° C und $^1/_4$ bis $1^1/_2$ Stunden Dauer (Strasser) lebhaft empfohlen, da nach ihnen die Urinmenge gesteigert und die Ausscheidungsfähigkeit der Nieren für stickstoffhaltige Produkte (ohne Eiweiß N) wie für Kochsalz wesentlich beeinflußt wird (s. Wirkung des Wassers auf das Kreislaufsystem).

Treten Kopfschmerzen, Appetitlosigkeit, Erbrechen, kurz urämische Symptome ein, so hat sich die feuchte Ganzeinpackung, unterstützt durch Anlegen von Wärmekruken, bewährt (1 Stunde und länger), deren Effekt eine Herabsetzung des gesteigerten Blutdrucks und Ausbruch von Schweiß ist. Auch bei dem urämischen Anfall selbst sind diese Packungen angezeigt, die, falls stärkeres Koma eingetreten ist, heiß angelegt werden und energisches Schwitzen und eine reizende Wirkung hervorrufen. Auch heiße Wasserbäder von 40 bis 45° C mit kühlen Übergießungen des Nackens und Kopfes werden aus demselben Grunde angewandt.

Während die Regel, chronische Nierenkranke vor Kälteanwendungen zu wahren, fast allgemein schon wegen der bei Nierenkranken meist verschlechterten Gefäßreaktion Beachtung verdient, wird von anderer Seite jüngst eine „leichte" Hydrotherapie bei subchronischer und chronischer Nephritis empfohen, um den Kranken abzuhärten und das Herz und das Kreislaufsystem zu tonisieren, damit sie „bei eventueller Belastung nicht so schnell versagen". (Strasser.) Diese leichte Hydrotherapie würde darin bestehen, wöchentlich ein- bis zweimal den Patienten im Licht- oder Heißluftkasten od. dgl. für einige Minuten anzuwärmen und ihn dann flüchtig durch Abreibung, oder ein Vollbad von 30 bis 25 bis 20° C und 1 bis 2′ Dauer usw. abzukühlen oder ihm wöchentlich einmal ein ausgedehntes laues Vollbad zu geben mit folgendem Nachdunsten im Bett.

Die Schrumpfniere bedarf außer regelmäßigen, ein- bis zweimal wöchentlich gegebenen, auf $^1/_2$ bis $^3/_4$ Stunde ausgedehnten, indifferenten Vollbädern vielfach bei Herzstörungen des Eingreifens mittels Hydrotherapie: Lokale Kaltanwendungen, wiederholte Teilwaschungen im Laufe des Tages, sowie CO_2-Soolbäder und Sauerstoffbäder kommen in erster Linie in Frage.

Das Ödem ist vor allem Gegenstand energischer Schwitzprozeduren. Nicht nur der Wasserverlust an und für sich, sondern auch die damit verbundene Erleichterung der Zirkulation in den Lymph- und Blutgefäßen, welche von dem enormen, auf sie lastenden Druck befreit werden (Senator) und die vermehrte Zufuhr von Blut zu den Nieren selbst sind die Faktoren, welche erfahrungsgemäß den Erfolg solcher Schwitzkuren herbeiführen. Über die Technik ist oben Näheres gesagt, nur möge noch davor gewarnt werden, die Hitzegrade des schweißtreibenden Mediums zu plötzlich anzuwenden und zu hoch zu nehmen. Daß selbstverständlich außer diesem hydrotherapeutischen Vorgehen auch ein solches auf dem Wege der Diät usw. erfolgen muß, braucht nicht ausdrücklich hervorgehoben zu werden.

Bei der akuten Entzündung des Nierenbeckens zeigen die Schwitzprozeduren und späterhin laue, protrahierte Vollbäder ebenfalls günstige Erfolge: Heftige Schmerzen behandelt man außerdem mit heißen, oder auch, falls der Patient dies angenehmer empfindet, mit kalten, lokalen Anwendungen sowie nächtlichen Stammpackungen: auch bei chronischer Pyelitis lassen sich in einer Reihe von Fällen durch längere, indifferente und warme Voll- und Sitzbäder, denen eventuell Soole zugesetzt wird, gute Erfolge erzielen.

Die Beschwerden des akuten Blasenkatarrhs, im besonderen der Tenesmus, reagieren sehr gut auf langausgedehnte — bis 2 Stunden — warme Voll- oder Sitzbäder von 36 bis 38° C, so zwar, daß auch in vielen Fällen die vorhandene Harnverhaltung dadurch gelöst wird. In der Bettruhe gelangen erregende, oder besser noch warme Umschläge — Dampf-, heiße Wasser- oder Breiumschläge — sowie lokale Heißluftbäder, Elektrothermkompressen u. dgl. m. ebenfalls mit gutem Erfolge zur Verwendung, während im allgemeinen Kaltapplikationen nicht vertragen werden. Für die Behandlung des chronischen Blasenkatarrhs haben sich ebenfalls protrahierte Voll- oder Sitzbäder von 35 bis 37° C als zweckmäßig erwiesen, besonders mit Zusatz von 1 bis 2 Proz. Badesalz, wie auch ferner Trinkkuren mit Wildunger Helenenquelle, Obersalzbrunner, Biliner usw., denen ein Einfluß auf die Schleimlösung zuzuschreiben ist, in der Regel den Heilerfolg wesentlich unterstützen.

Die akute Entzündung der Prostata wird sowohl mit heißen, wie auch kalten Anwendungen bekämpft. Schon auf Grund theoretischer Erwägungen über die heilende Wirkung der durch Hitze erzeugten Hyperämie verwendet man Hitze in Form von Wasser-, Dampf- und Breiumschlägen, heißen Schwämmen auf den Damm (T-Binde!), während innerlich drei- bis viermal täglich für eine Stunde der Arzbergersche oder Winternitzsche Mastdarmapparat (Vorsicht beim Einführen!), von heißem Wasser — 40 bis 45° C — durchflossen, mit Erfolg gebraucht werden. Dieselben können aber auch mit kaltem Wasser durchflossen werden, falls Wärme als lästig empfunden wird, wie in solchen Fällen auch äußere Kälteanwendungen durchaus angebracht sind. Die chronische Form zeigt sich lauen bis kühlen (32 bis 26° C) Sitzbädern — 10′ — oder wechselwarmen — 10′ 37° C, darauf 5′ 20° C — sehr zugängig, zumal wenn diesen noch 1 bis 2° C Soole hinzugefügt wird. Auch die Anwendung der innerlichen, von heißem oder wechselwarmem Wasser durchflossenen Apparate (s. o.) wirkt vorteilhaft bei der Verkleinerung der Drüse und Resorption der Entzündungsprodukte mit, nicht nur wegen des thermischen Reizes, sondern auch wegen des mit den Apparaten ausgeübten Druckes auf die geschwollene Prostata. Besonders der Winternitzsche Apparat kann gleichzeitig als Massageapparat benutzt werden, indem durch Zudrücken und Freilassen des Abflußschlauches ein wechselnder Druck auf das entzündete Organ erzielt wird.

Die akute, meist gonorrhoische Entzündung der Harnröhre wird nicht selten mit heißen, 45° C-Umschlägen und ebensolchen Ausspülungen behandelt: ob die damit erzielte Hyperämie der Schleimhaut für den Heilungsverlauf das Wesentlichere ist oder die den Gonokokkus schädigende und vernichtende Temperatur von 45° C — stehe dahin. Ferner werden vielfach Vollbäder von 40 bis 43° C, besonders bei der Komplikation mit Vulvavaginitis der Frauen und Mädchen empfohlen, die eine Temperatursteigerung des Körpers im Gefolge haben bis zu einer Höhe, die die Gonokokken abzuschwächen bzw. abzutöten im Stande sein sollten. Vorsicht geboten. Im übrigen gelten kalte Umschläge gegen die Erektionen und Schwellungen der Vorhaut, sowie prolongierte warme Sitzbäder (z. Zystitis) bei Beteiligung der Pars posterior für zweckmäßig; während im allgemeinen die Einführung von Instrumenten usw. bei der akuten Urethritis gescheut wird, wird sie bei der chronischen Form vielfach ausgeübt. Besonders der Psychrophor, täglich für $^1/_4$ Stunde eingeführt und zuerst in dünnem Kaliber, später in dickerem, sowie anfangs von zimmerwarmem, später bis 10° C kaltem Wasser durchflossen, tut hier recht gute Dienste. Die Bäderbehandlung entspricht der bei chronischem Blasenkatarrh geübten.

Die bei der Affektion der Prostata und des hinteren Teils der Harnröhre so oft mitentzündeten Nebenhoden reagieren in vortrefflicher Weise auf die Anwendung äußerer Wärme, die im Gegensatz zu der zeitweise auch geübten Kalttherapie nach Finger eine Heilung ohne Zurückbleiben verhärteter Stellen bedingen soll. Auch mir hat sie sich durchaus bewährt, so daß sie angelegentlich empfohlen werden kann. Anfangs wird sie dauernd angewendet, nach 2 bis 3 Tagen stundenweis. Temperatur 40 bis 42° C.

Erkrankungen der Gelenke und Muskeln (ohne akuten Gelenkrheumatismus).

1. Der chronische Gelenkrheumatismus, die Polyarthritis chronica primaria et secundaria, erheischt in durchaus ähnlicher Weise wie die mit Deformierung einhergehende Gelenkentzündung physikalisch-therapeutische Maßnahmen, weswegen für diese Krankheiten insgesamt die entsprechende Behandlungsart nachstehend besprochen wird.

Zunächst kommen für den häuslichen Gebrauch einfache Schwitzkuren in wollenen Decken nach vorherigem Einnehmen von Salizylpräparaten oder von heißen Getränken, wie Milch, Tee, Zitronensaft, mit nachfolgender kühler Waschung in Betracht, — Prozeduren, die jeden zweiten Tag für $^3/_4$ bis $1^1/_2$ Stunden vorgenommen werden sollen. Ist es möglich, Bäder zu verabreichen, so läßt man zweckmäßig heiße Bäder nehmen: Anfangstemperatur 36° C, baldige Erhöhung auf 38 bis 40° C, Dauer 20 bis 40′, in der ersten Zeit noch kürzer. Soll sich an das Bad ein Nachschwitzen in wollenen Decken schließen, so bemißt man die Zeit des Wasserbades nur auf 10 bis 15′: Die Gesamtzeit des Schwitzens soll im allgemeinen nicht mehr als $1^1/_4$ bis $1^1/_2$ Stunde betragen. Nachfolgendes Abwaschen mit kühlem Wasser und Trockenfrottieren (s. Technik). Zusätze von Staßfurter Salz, Fichtennadelextrakt und anderen reizenden Mitteln erscheinen zweckentsprechend, während über die Nützlichkeit der Zutat von Radium enthaltenden Substanzen (Radiosal und Radiogen) die Meinungen bisher noch nicht geklärt sind.

Im Verein mit den allgemeinen hydriatischen Anwendungen geht man aber auch gleichzeitig mit örtlichen Maßnahmen gegen die Erkrankung der einzelnen Gelenke vor: Heiße Watteverbände nach Diehl — in heißes Wasser von 40 bis 45° C getauchte Watte wird ausgedrückt, um das Gelenk gelegt und mit wasserdichtem Stoff bedeckt, so daß die Watte luftdicht abgeschlossen wird und mit einer Flanellbinde befestigt; Dauer des Verbandes bis 10 Stunden — sowie heiße Fango-, Moor-, Lehm- und Senfpackungen sowie Sandsäcke, ferner warme Brei-, heiße Wasser- und Dampfumschläge oder lokale heiße Teilwasserbäder tun dabei vortreffliche Dienste, während Longettenverbände und erregende Umschläge eigentlich nur bei akuten Exazerbationen zur Anwendung gelangen. Ferner haben gerade bei den subchronischen und chronischen Gelenkerkrankungen die lokalen Heißluft- und elektrischen Lichtteilbäder, sowie die Heißluftduschen und Fönapparat sich besondere Wertschätzung erworben; die billigsten Heißluftkästen sind die nach Bier aus Holz konstruierten, welche auch für die häusliche Praxis ohne erhebliche Kosten angewendet werden können. Dauer der Anwendung 30 bis 45′, Temperatur nicht über 120°. — Nach allen Hitzeanwendungen sollen eine kurze kühle Waschung des Gelenks sowie Massage und Übungsgymnastik erfolgen. Mehr für Anstaltsbehandlung kommen folgende Behandlungsarten in Betracht: Lichtschwitzbäder, Heißluft- und Dampfkastenbäder sowie Moor- und Sandbäder, über deren Technik a. O. Näheres gesagt ist. Man beschließt diese, eine stärkere Hauthyperämie und Hauttätigkeit (Esophylaxie) und — durch das Schwitzen auch einen erheblicheren Stoffwechsel bedingenden Anwendungen, mit kurzen kühlen Voll- oder Halbbädern bzw. Regen- und Fächerduschen, letztere eventuell kombiniert mit kühlen, kräftigen Strahlduschen auf die erkrankten Gelenke. Da bei derartigen chronischen Leiden eine längere Kur in der Regel notwendig ist, so erscheint ein Nachschwitzen nach den obigen Prozeduren im Bett oder in Packungen in den meisten Fällen nicht angezeigt, da sonst Reizerscheinungen seitens des Nervensystems und auch des Herzens zu gewärtigen sind. Ärztliche Kontrolle ist mindestens bei den ersten Bädern erforderlich. Desgleichen dauernde Kopfkühlung sowie die Beobachtung der Vorschrift: Beginnen mit mäßig hohen Temperaturen und kurzer Dauer; allmähliches Ansteigen zu höheren Temperaturen und länger dauernden Bädern. Höchstdauer 35′.

Außer den — auch im Hause anwendbaren — und bereits genannten örtlichen Prozeduren werden mit gutem Erfolge besonders die Dampfstrahlduschen, am besten mit gleichzeitiger Massage und Bewegungen der betreffenden Gelenke, sowie schottische Strahlduschen, ebenfalls mit Bewegungen, angewendet.

Da die Kranken erfahrungsgemäß oft durch ihr chronisches Gelenkleiden in ihrem Gesamtzustande Einbuße zu leiden pflegen, so empfiehlt es sich, eine kräftigende und abhärtende Kur entweder zwischen die Schwitztage — die nur jeden zweiten Tag stattfinden sollen — einzufügen oder nach Schluß der thermischen Behandlung mit ihr zu beginnen. Regelmäßige allmorgendliche Teilabwaschungen oder -reibungen, später jeden zweiten Tag Ganzabreibungen oder wechselwarme Duschen sowie Halbbäder dienen diesem Zwecke in vorzüglicher Weise. In gleicher Art würden derartige Maßnahmen zur Verhütung von Rezidiven nach Überstehen des akuten Gelenkrheumatismus anzuraten sein.

Bei der gonorrhoischen Gelenkerkrankung haben sich im Anfangsstadium Biersche Stauungen, Longettenverbände und erregende sowie Spiritusumschläge sehr bewährt. Sie wirken nicht nur schmerzlindernd, sondern auch gegen den Krankheitsprozeß selbst günstig ein. Man hüte sich dabei, die Gelenke durch Dauerverbände zu immobilisieren, sondern lege trotz Schmerzen, die eventuell durch vorherige Morphiumgaben u. dgl. zu bekämpfen sind, größten Wert auf tägliche, kurzdauernde Bewegungen derselben. In späteren Wochen kommen heiße Teilluftbäder, Dampfstrahl, Strahlduschen, Fango-, Moor- und ähnliche Umschläge mehr (s. oben) zu ihrem Recht, zumal wenn sie mit Massage der betreffenden Muskulatur und aktiven wie passiven Bewegungen — letztere zweckmäßig in Wasserbädern von 36 bis 38° C — vergesellschaftet sind.

Der akute und auch der chronische Muskelrheumatismus werden im ganzen analog wie die entsprechenden Formen des Gelenkrheumatismus behandelt: daß auch bei ihnen von der medikamentösen bzw. Reizkörpertherapie, ähnlich wie bei den chronischen Gelenkerkrankungen, zur Unterstützung der Hydrotherapie nicht immer abgesehen werden kann, möchten wir noch ausdrücklich hervorheben. Außer den thermischen Anwendungen, welche oben genannt sind, nennen wir noch die Thermomassage nach Goldscheider mit Massagerollen, welche mit einem ähnlichen Stoff wie die Thermophore gefüllt sind. Ferner sei noch bei Myalgien usw. die Druckpunktmassage nach Cornelius wegen ihrer oft auffallend schnellen und günstigen Erfolge genannt (Lumbago!). — Alle diese chronischen Krankheiten der Bewegungsorgane sind ferner seit Alters der Gegenstand der verschiedensten Kuren in den Heilbädern gewesen und dies mit Recht: Moor-, Schlamm-, Schwefel-, Kochsalz-, Soole-, Wildbäder u. a. m. werden alljährlich von vielen Kranken dieser Art aufgesucht und rechtfertigen auch in sehr vielen Fällen durchaus das in sie gesetzte Vertrauen. Besonders wirksam sind nach meinen vielfachen Erfahrungen die Aachen-Bartscheider Schwefel-Kochsalzthermen, bei denen die hochentwickelte Technik der Duschemassage oft von ganz frappantem Erfolge begleitet ist.

Stoffwechselkrankheiten.

Die Hydrotherapie unterstützt die bei diesen Krankheiten in erster Linie zur Anwendung gelangende diätetische Behandlung ungemein.

1. Beim akuten Anfall der Gicht stehen uns eine Reihe physikalischer Mittel zur Verfügung, doch sollte man bei irgendwie schwereren Fällen nicht verabsäumen, innerliche Mittel: wie Aspirin, Salol, Atophan, Tct. Colchici, evtl. auch das Colchicum enthaltende Eau de Laville und bei großer Schmerzhaftigkeit Morphium zu verordnen. Von

den örtlichen Eingriffen sind zu nennen: Diehlsche Watteverbände, Dampf-, erregende, Brei-, Moor- und Fangoumschläge — letztere drei wegen des Druckes derselben auf die erkrankten Stellen meist weniger gut vertragen. — Falls Kälte angenehmer empfunden wird, ist auch von kalten Umschlägen, Eiskataplasmen und von der Anwendung des Ätherspravs oder des Äthylchlorids für kurze Zeit, jedenfalls aber nicht so lange, daß eine Durchfrierung der Haut eintritt (Matthes), Gebrauch zu machen.

Um das befallene Glied, z. B. den Fuß, von jedem lästigen Druck zu befreien, legt man eine Reifenbahre oder mangels dieser einen Stuhl in das Bett und breitet darüber die Bettdecke aus. Reichliches Trinken von reinem Wasser — evtl. mit Zitronensaft — oder alkalischen Wässern, wie Fachinger, Biliner usw., knappe, reizlose, womöglich rein vegetarische Diät, Vermeiden von Alkohol sind weitere erforderliche Maßnahmen. Nach Schwinden der heftigsten Erscheinungen läßt man den Kranken sich möglichst frühzeitig Bewegung machen — auch trotz Schmerzhaftigkeit — und verbindet damit gleichzeitig eine mäßige Streichmassage der Umgebung der befallenen Partie. Später folgen tägliche laue Bäder von 1/2 Stunde Dauer, auch mit Soolezusatz, sowie örtliche heiße Wasser-, Teil-, Dampf-, Heißluft- oder Sandbäder.

In der Folgezeit sorgt man durch mäßige, fleischarme Kost, wobei Gerichte aus Leber, Hirn und Thymus zu meiden sind, für eine zweckmäßige, purinarme Ernährung, durch ausgiebige körperliche Bewegung und durch eine Reihe gleich zu nennender hydriatischer Anwendungen für reichlichen Stoffwechsel und eine lebhafte Tätigkeit der Haut im Sinne der Esophylaxie, die besonders in der gesteigerten Produktion von Hormonen und Fermenten zu sehen ist. Von hydriatischen Prozeduren kommen in Betracht: tägliche kühle Ganzabwaschungen, Regenbrausen, heiße Wasser- und Dampfbäder, denen protrahierte kühle Anwendungen folgen, Halbbäder, Schwimmbäder u. a. m. Starkes Frottieren der Haut nach allen kühlen Wasserapplikationen besonders zweckmäßig.

In der ersten Zeit einer solchen Kur treten häufig reaktive Schmerzen und Verschlimmerungen im Sinne der „Bäderreaktion“ ein, auf die von vornherein der Patient aufmerksam gemacht werden sollte, damit er nicht ängstlich und unmutig vorzeitig die Kur abbricht. Sicherlich ist bei all diesen Kuren ein individualisiertes Vorgehen durchaus erforderlich. Man darf ältere, arteriosklerotische Gichtiker nicht mit gleichreizenden Prozeduren angreifen wie jüngere und elastische — und muß fettleibige anders behandeln als in ihrer Ernährung herabgekommene Kranke. Als besonders günstig haben sich mir bei Gichtikern, gleich ob in letzter Zeit gichtische Attacken aufgetreten waren oder nicht, jährlich zweimal wiederholte häusliche Trinkkuren — im März oder April von drei Wochen Dauer, im September oder Oktober von zwei Wochen — mit den oben erwähnten Mineralwässern oder auch mit reinem, frischem Wasser (1 bis 2 l täglich) bewährt, mit denen zweckmäßig eine leichte Schwitzkur (jeden zweiten Tag ein Licht- oder Heißluftbad von 15 bis 20′ Dauer, nachfolgend kühles Halb- oder Voll- bzw. Bassinbad mit Bewegungen oder Duschen) verbunden wurde.

Naturgemäß ist bei Nierenkomplikationen Vorsicht bezüglich kalter Prozeduren geboten, ferner bei ihnen und bei herzkranken Gichtikern zu berücksichtigen, daß die Kranken auch nicht zu hohen Temperaturen bei etwaigen Schwitzprozeduren und auf nicht lange Zeit ausgesetzt werden. Allmählich eintretende Gelenkveränderungen, die, ohne akute Nachschübe, das Krankheitsbild der Gicht in manchen Fällen komplizieren bzw. variieren, unterliegen derselben Therapie wie andere chronische Gelenkleiden und -veränderungen.

2. Bei der Fettsucht-Behandlung fällt der Hydrotherapie eine derartige Rolle zu, daß eine entfettende Kur ohne sie wohl nur in wenigen Fällen vorgenommen werden dürfte oder sollte. Ehe man die Kur beginnt, orientiere man sich genau über den Zustand des Herzens und seine Leistungsfähigkeit, da eine Schädigung desselben unter allen Umständen vermieden und bei der Aufstellung des Heilplans auf das Herz in jedem Falle Rücksicht genommen werden muß. Man setzt im Beginn mit milderen Prozeduren ein und geht allmählich zu angreifenderen über, falls der dauernd zu überwachende Gesamtzustand usw. dieses zuläßt. Nach anfänglichen, täglich vorzunehmenden kühlen Ganzabreibungen mit nachfolgender Körperbewegung lasse man Ende der ersten Woche jeden zweiten Tag entweder im Bett (Ganzpackung), in Licht- oder Heißluftkästen, in Sonnen- oder Sandbädern schwitzen; Temperatur in den künstlichen Schwitzbädern mäßig hoch, Dauer vom Schweißausbruch an

gerechnet 5 bis 10′. Hinterher erfolgt ein Halbbad von 5 bis 7′ Dauer und 34 bis 30 bis 28° C Anfangstemperatur; kräftige Trockenfrottierung und Körperbewegung. In der zweiten Woche werden Dauer des Schwitzens und die Temperaturgrade erhöht, bis 20′ bei 60° C; danach wird der Kranke unter eine kühle, protrahierte Fächer- oder Regenbrause (bis 2′) genommen, während der er sich tüchtig mit den Händen reibt, oder noch besser in das Voll- oder Bassinbad geschickt, in dem er bei 30 bis 20 bis 12° C (täglich kühler!) energische Körperbewegungen, eventuell mit tüchtigem Reiben oder Bürsten der Haut verbunden, machen soll. Dauer 2 bis 5 bis 10′. Darauf schnelles Trockenfrottieren, Ankleiden und energische Körperbewegung, möglichst im Freien. Man kann diese Behandlungsart leicht vielfältig variieren, zum Schwitzen heiße Wasserbäder, 38 bis 40° C bei 10 bis 20′ Dauer, verordnen, an Stelle der Vollbäder Wellenbäder nach Höglauer, Rudrabäder u. a. m. sowie Schwimmbäder an die Schwitzprozeduren anschließen, und nach den hydriatischen Maßnahmen evtl. noch eine allgemeine kräftige Körpermassage mit besonderer Berücksichtigung des Leibes vornehmen.

Der Grund zu solchem Vorgehen liegt in der Auffassung, daß W ä r m e prozeduren, im besonderen wenn sie die Körperwärme stauen, eine Mehrzersetzung N-freien und -haltigen Materials, vorzüglich der Kohlenhydrate, bedingen, ganz abgesehen von dem durch das Schwitzen verursachten Flüssigkeitsverlust. Und daß K ä l t e prozeduren, die Wärme entziehen, ebenfalls einen vermehrten Verbrauch von N-freien Stoffen herbeiführen und ferner dahin wirken, daß zur Herbeiführung der Reaktion und des Wohlbehagens der Patient leichter geneigt ist, sich tüchtige körperliche Bewegung zu verschaffen und dadurch andererseits wiederum den Fettverlust weiter zu steigern, ist bekannt.

Neben der eigentlichen beabsichtigten Entfettung resultieren selbstverständlich aus den Wasseranwendungen weiter noch eine gebesserte Hautpflege und eine erhöhte Abhärtung: ein Umstand, der nicht wenig bei der bekannten Neigung der Fettleibigen zum Schwitzen (Akne, Ekzem, usw.) sowie zu Erkältungen und Katarrhen ins Gewicht fällt.

Nachstehender hydriatischer Kurplan hat sich bei Fettleibigen (selbst noch bei 173 kg Gewicht!) neben modifizierter Karellscher Diät bewährt. (Brieger.)

1. Woche täglich früh Ganzabreibung und Wellenbad.
   11° Vorm. Ganzpackung und nachfolgendes Halbbad.
   5° Nachm. wechselwarme Fächerdusche mit anschließenden Übungen auf dem Velotrab und Bergsteigeapparat. (Zuerst kurz, später längerdauernd.)
2. Woche früh Wellenbad.
   11° Vorm. Ganzpackung und nachfolgendes Halbbad.
   4° Nachm. Übungen am Velotrab, Bergsteiger- und Ruderapparat.
   5° Nachm, wechselwarme Fächerdusche und nachfolgende Vibration des Bauches.
3. Woche. Die Morgenanwendungen werden mit denen bisher um 4° Nachm. ausgeführten zusammengezogen, so daß — Pausen eingerechnet — die Kur vormittags eine Stunde dauert.
   5° Nachm. wie vorige Woche.
4. Woche. Vormittags Lichtbad von 10 bis 11 bis 20' Dauer; darauf Bewegungsbad; es folgt eine Ganzpackung bis zur Erwärmung und sodann ein Halbbad. Hierauf Übungen am Velotrab, Bergsteiger- und Ruderapparat. Dauer dieser Kur vormittags mit Pausen zwei Stunden.
   Nachmittagskur unverändert.

Die Übungen an den Apparaten können evtl. durch freiturnerische Übungen ersetzt werden.

Anders als die vorstehenden Vorschriften lauten, würde aber eine Kur einzurichten sein, wenn ein Fettleibiger wegen Atemnot und anderer Herzbeschwerden ärzliche Hilfe aufsucht: sowohl die hydriatischen wie auch die mechano-therapeutischen und diätetischen Maßnahmen würden dann erhöhte Vorsicht erheischen. Alle bei Herzschwäche gebräuchlichen Prozeduren kämen dann zuerst zur Anwendung; auf laue $^1/_2$stündige, zum Schluß um 3 bis 4° abgekühlte Bäder würden später kohlensaure Bäder folgen, die wiederum von Halbbädern abgelöst werden würden. Gleichzeitig wäre der Versuch mit kurzdauerndem Schwitzen in Ganzpackungen zu machen sein, bis schließlich mehr und mehr energischere Prozeduren in ihr Recht träten, in der steten Voraussetzung, daß die Herzkraft dabei nicht allein geschont, sondern sogar gestärkt wird. In gleicher Weise wäre die Körperbewegung mit aller Vorsicht zu regeln, wie auch von einem allzuschroffen Vorgehen in der Diät abzusehen ist.

3. Weniger als bei Gicht und Fettsucht tritt die Wasserbehandlung bei der Zuckerharnruhr in den Vordergrund, wenngleich sie als Unterstützung für die dominierende Diätkur von den wenigsten Ärzten wohl entbehrt werden möchte. Es kommen vor allem diejenigen Anwendungen in

Betracht, welche eine vermehrte Oxydation im Organismus und Tonisierung desselben hervorzurufen geeignet sind, nur dürfen bei dauernder Kontrolle des Zuckergehalts im Urin und des Körpergewichts die hydriatischen Maßnahmen keinesfalls ein Herabgehen des letzteren begünstigen. In den verschiedensten Fällen haben sich uns fast stets Lichtbäder von 5 bis 10 bis 20′ Dauer (je schwerer die Erkrankung, um so kürzer die Dauer und umgekehrt) und mäßiger Temperatur (nicht über 60° C) mit nachfolgenden Ganzabreibungen, Halbbädern von 32° Anfangs- und 25° C Schlußtemperatur sowie kurzen kühlen Regenduschen recht bewährt. An Stelle der Lichtbäder können in der häuslichen Praxis auch trockene oder feuchte Ganzpackungen treten, die der Patient 1 bis 2 Minuten nach Beginn des allgemeinen Schweißausbruches verläßt, um dann noch eine kurze, kühle Regenbrause, einen Vollguß u. a. m. zu gebrauchen. Da auch bei Diabetes großer Wert auf eine sorgfältige Hautpflege wegen der Gefahr entstehender Furunkulose und anderer Hautaffektionen zu legen ist, so sind 2 bis 3 mal in der Woche zu verabreichende indifferente Vollbäder von $^1/_2$stündiger Dauer sowie tägliche Ganzabwaschungen durchaus angezeigt und im Anschluß an die kühlen Wasserprozeduren die Verordnung von Körperbewegung und Ganzmassage wohl angebracht.

Die nicht selten mit Diabetes einhergehende Fettleibigkeit soll nicht zum Gegenstand einer energischen Fettsuchtstherapie gemacht werden, da sie meist von den Diabetikern schlecht vertragen wird und da auch die Diätbehandlung der Zuckerkrankheit allein in der Regel schon eine Einschränkung des Fettansatzes usw. nach sich führt. Immerhin können bei gleichzeitiger Adipositas niedrigere Wassertemperaturen nach vorherigem längerem Schwitzen versucht werden — genaueste Beobachtung des Allgemeinbefindens und des Zuckergehalts im Urin vorausgesetzt. — Bei allen schwereren Kranken erfrischen täglich ein- bis mehreremal ausgeführte Teilabwaschungen oder -abreibungen außerordentlich, wie auch laue kohlensaure, 1 bis 2proz. Soolebäder (besonders bei Herzschwäche) sowie elektrische Vollbäder gute Dienste leisten, wenn auch von ihnen ein Einfluß auf den Verlauf der eigentlichen Krankheit schwerlich, sondern nur ein mehr subjektiv empfundener Erfolg auf das Befinden erwartet werden darf. Auch die komplizierende

Nephritis wird vielfach mit CO_2-Bädern bzw. Sauerstoffbädern behandelt, vor allem auch deswegen, um die meist gleichzeitig geschwächten Gefäße, Herz und Nerven günstig zu beeinflussen; auch indifferente 1 bis 2proz. Soolevollbäder von 20 bis 30′ Dauer mit nachfolgender Ganzabwaschung und -abreibung sowie die bereits erwähnten Teilabwaschungen werden einen gewissen Einfluß auf die Zirkulationsverhältnisse in einer Reihe von Fällen nicht vermissen lassen. Neuralgien bedürfen evtl. einer Sondertherapie (s. dort), während schließlich bei dem Coma diabeticum der Versuch mit Halbbädern von 32 bis 28° C sowie warmen Vollbädern von 38° C, beide mit ganz kalten Übergießungen des Nackens und Kopfes, gemacht werden kann — ohne dabei andere Eingriffe (Alkaligaben, Venenpunktion usw.) zu verabsäumen.

4. Beim Diabetes insipidus vermag die Hydrotherapie nur unterstützend zu wirken, wobei jedoch ein günstiger Einfluß besonders auf die nervösen Begleitsymptome oft unverkennbar ist. Morgendliche kühle Teilprozeduren, im Laufe des Tages ein Halbbad von 34 bis 28° C und 5′ Dauer, eine Ganzabreibung oder wechselwarme Duschen, kombiniert mit Galvanisation der Nierengegend und des Sympathikus würde die entsprechende Behandlungsart darstellen. Anderseits werden Schwitzkuren empfohlen, die den Patienten wegen ihrer häufig subnormalen Körperwärme wohltun und da ihre Haut ferner meist trocken und spröde, ihre Schwitzneigung herabgesetzt ist, so ist die Verbindung von kurzdauernden, nicht angreifenden Schwitzprozeduren mit kühlen, flüchtigen — nicht Wärme entziehenden Wasseranwendungen danach gewiß angebracht.

5. Auch bei Phosphaturie, die so oft eine Begleiterscheinung der Neurasthenie bildet, ist eine Kur wie bei der Neurasthenie (s. dort) üblich, aussichtsvoll. Es gelingt in einer großen Reihe von Fällen durch anregende und nervenstärkende Wasser- und Luftprozeduren allein, eine völlige und andauernde Genesung herbeizuführen.

6. Die Skrophulose bietet der Hydrotherapie ein außerordentlich großes Feld zur Betätigung, und zwar mit wohlbegründeter Aussicht auf einen oft günstigen Erfolg. Es würde im großen und ganzen eine Behandlung zur Anwendung kommen, wie sie bei der Abhärtung des näheren

beschrieben ist. Denn die mit der Abhärtung beabsichtigte Stärkung des Gesamtorganismus und Mobilisierung seiner Schutzkräfte durch verbesserte Zirkulation, Hauttätigkeit und Innervation sind es in gleicher Weise, welche auch die Skrophulose, möge man sie nun als schleichende oder abgeschwächte Tuberkulose der Drüsen usw. oder als Konstitutionsanomalie mit herabgesetzter Widerstandskraft auffassen, ein gültiges Parolì zu bieten vermag. Außer der auf S. 66 geschilderten Abhärtungskur empfiehlt es sich auch erfahrungsgemäß, falls die Krankheitssymptome weiter fortbestehen, eine Soolbadekur der rein hydriatischen entweder einzufügen oder 4 bis 6 Wochen an ihrer Stelle vorzunehmen.

Man beginne mit 1proz. Bädern von 35° C und 10′ Dauer und steige allmählich mit dieser und dem Salzgehalt, so daß schließlich Bäder von $^1/_2$ Stunde und 3 Proz. Soolegehalt gegeben werden. Im Gegensatz dazu geht man langsam mit der Temperatur bis 33 und 32° C herab. In der ersten Woche jeden zweiten Tag ein Bad, in der zweiten 4 Bäder, in der dritten 5, in der vierten 6 Bäder. Hinterher eine Stunde Ruhe. Sind äußerer Verhältnisse wegen Bäder nicht möglich, so lasse man das Kind täglich für 1 bis $1^1/_2$ Stunde in einem Salzhemd — d. i. ein in 1 bis 3proz. Soolelösung getauchtes, gut ausgerungenes, langes Hemd — von ein bis zwei wollenen Decken nach Art der Packung umhüllt, im Bett ruhen. Nachherige Abwaschung mit kaltem reinen Brunnenwasser und energisches Trockenfrottieren! Für etwa stärker geschwollene Drüsen empfiehlt es sich, auch lokal vorzugehen, sei es durch Sooleumschläge — nach Art der Prießnitzschen hergestellt — oder durch Sooleduschen, die freilich nur in Anstalten verabreicht werden.

Bei bessersituierten Kranken kommt naturgemäß auch der Gebrauch der Soolbäder an Ort und Stelle der Soolegewinnung in Frage, wo außer dem Gebrauch der Bäder das Inhalieren und Trinken von Soole und der stundenlange Aufenthalt an der Saline Heilfaktoren darstellen, welche anerkanntermaßen und in sehr vielen Fällen die besten Erfolge zu zeitigen imstande sind. Ferner soll noch der Bestrahlung mit der Quecksilberquarzlampe gedacht werden, die bei jugendlichen Skrofulösen oft ausgezeichnete Erfolge zeitigt.

Blutkrankheiten.

In den letzten Jahren hat die Hydrotherapie der Chlorose wie auch der Anämie eine zum Teil wesentlich andere Richtung eingeschlagen als vordem, und zwar werden vielfach neben den anregenden Prozeduren, wie Ganzabwaschungen und -reibungen, Halbbädern, wechselwarmen Duschen und Packungen mit nachfolgenden kühlen Anwendungen mit besonderer Vorliebe Schwitzkuren verordnet; die Annahme, daß die Hitzeanwendungen vermittels Reflex- und Hormon-Reize sowie durch die Wärmestauung auf das blutbereitende System anregend wirken, scheint im Hinblick auf die damit erzielten günstigen Erfolge nicht von der Hand zu weisen zu sein. — Man läßt zur Durchführung einer solchen Kur zweckmäßig Wasserbäder von 38 bis 40° C und 15 bis 20′ Dauer oder Licht- und Heißluftkastenbäder u. a. m. jeden zweiten Tag gebrauchen, wonach eine kurze Abkühlung unter der Dusche oder im Halbbad sowie einstündige Bettruhe folgen. Tritt nach ca. 14 Tagen keine offensichtliche Besserung ein, so soll von einer Fortsetzung der Schwitzkur abgesehen werden.

Bei zarten und schwächlichen Individuen, die einer schonenderen Behandlung bedürfen, beginnt man zuerst mit Teilprozeduren im Bett die Kur und fügt dem Wasser womöglich noch $^1/_3$ bis $^1/_2$ Spiritus oder Salz (1 bis 3 Proz.) hinzu, da im allgemeinen die Reaktion dieser Kranken sehr mangelhaft ist. Auch rein spirituöse Abwaschungen usw. mit Franzbranntwein, Eau de Cologne oder wechselwarme Teilabwaschungen bzw. -reibungen (s. Technik) kommen in Frage, die meist ein sehr behagliches Gefühl der Erfrischung und Erwärmung bedingen. Diese Abwaschungen können eine Stunde nach dem Mittagsmahl wiederholt werden, wonach jedesmal eine 1- bis $1^1/_2$stündige Ruhe auf dem Liegesessel in frischer Luft unter Einhüllung in mehreren Decken folgt. Erweist sich diese eingeschlagene Therapie als zuträglich, so geht man zu Ganzabreibungen, Halbbädern (7′ Dauer, 33 bis 27° C) sowie den besonders angenehm empfundenen und wirksamen CO_2-Bädern mit oder ohne Soolezusatz von 33 bis 30° C und 20 bis 30′ Dauer — über, doch nicht, ohne die Kranken entweder im Bett oder durch 2 bis 3′ langes Verweilen im Licht- usw. Bad vorgewärmt zu haben, da sonst der Eintritt der absolut notwendigen Reaktion vereitelt werden könnte. Fügt man der Hydrotherapie noch die heilsamen Faktoren der Luft- und Lichttherapie sowie der Diät hinzu, so kann man in sehr vielen Fällen — auch ohne medikamentös vorzugehen, einen günstigen Erfolg sowohl bezüglich der eigentlichen Blutkrankheit wie auch der mit ihr im Zusammenhang stehenden Folgeerscheinungen erwarten. Eine Sondertherapie erheischen letztere gewöhnlich nicht, wenn man auch gegen bestehende Kopfschmerzen kalte Kopfumschläge, Kühlhaube usw., gegen Rückenschmerzen Dampfdusche mit nachfolgender kühler Regen- oder Strahlenbrause und gegen Ausbleiben der Menstruation kurze kühle Sitzbäder oder 1 bis 2′ Minuten dauernde kalte Fächerduschen auf die Innenseite der Oberschenkel geben kann, welch letztere einen besonders guten Einfluß auf Hervorrufung der Menstruation besitzt.

Von einer eigentlichen Hydrotherapie der Leukämie kann nicht wohl gesprochen werden, wenn auch Teilwaschungen oder -abreibungen, Halb- und CO_2-Bäder von den Kranken als erfrischend und angenehm empfunden werden; gegen den häufig sehr lästigen Priapismus empfehlen sich protrahierte laue Bäder und gegen Kopfschmerzen Kühlungen, während eine Beeinflussung des etwa vorhandenen Milztumors durch äußere kalte Strahlen- oder Fächerduschen illusorisch erscheint.

Krankheiten der Verdauungs-Werkzeuge und -Wege.

Bezüglich der Hydrotherapie der Rachen- und Schlunderkrankungen darf auf das bei den Erkrankungen der oberen Luftwege Gesagte verwiesen werden.

Die Wasserbehandlung der Magenkrankheiten steht unter den physikalisch-therapeutischen Agentien erst an zweiter Stelle, während naturgemäß auf die Diätotherapie das Hauptgewicht zu legen ist. — Das Magengeschwür erheischt, falls Blutungen vorhanden sind, einmal eine äußere Therapie durch Auflegen von Kälteträgern, wie Eisbeuteln, kalten Auf-, nicht Umschlägen, da jegliche Bewegung des Patienten vermieden werden muß, sowie von mit Eiswasser durchflossenen Magenschläuchen: in der Annahme, daß damit eine Ruhigstellung des ganzen Körpers wie besonders des Magens, ferner aber auch eine Kontraktion der blutenden Magengefäße (?) bedingt wird. Letztere sucht man auch durch das Einführen kleiner Eisstückchen in den Mastdarm auf reflektorischem Wege und durch das Schlucken kleiner, möglichst steriler Kunsteisstückchen durch direkten Reiz zu erzielen. Man hüte sich jedoch davor, allzuviel und allzulange Eis schlucken zu lassen, da dadurch eine unerwünschte Peristaltik des Magens angeregt werden könnte und verabsäume andrerseits nicht, andere ruhigstellende Mittel (Morphium subkutan usw.) gleichzeitig zu verordnen. Beim Bestehen von Magenschmerzen tun die genannten Kälteprozeduren — auch wenn die Blutungen gestillt sind — ebenfalls vielfach gute Dienste, während andere Kranke wieder erregende Umschläge oder besonders Wärmeanwendungen bevorzugen. Von letzteren kommen in Frage: von 40gradigem Wasser durchflossene Magenschläuche oder Herzflaschen-, Brei-, Dampf- oder heiße Wasseraufschläge sowie Elektrotherme und Thermophore; ferner warme, trockne Flanelltücher, die durch Zwischenlegen eines Wärmeschlauches usw. oder auch eines einfachen heißen Topfdeckels warm zu erhalten sind. In ähnlicher Weise lassen sich auch die erregenden Magenumschläge durch das Einlegen solcher Wärmeträger zwischen die feuchten Schichten, zumal des Magenschlauches, praktisch ausgestalten (s. Abb. 3). Nachts über genügt es meist, erregende Bauch- oder Stammumschläge evtl. unter Alkoholzusatz zum Wasser anzuwenden, wenn nicht erheblichere Schmerzempfindungen die Fortsetzung der Thermotherapie erheischen. — Die Rekonvaleszenz des Magengeschwürs unterstützen wir sehr vorteilhaft mit zweimal täglich gegebenen Teilabwaschungen oder -abreibungen, sowie unter Ganzabreibungen, späterhin mit Schonung der Magengegend, Vollgüssen und Duschen. Nicht nur, daß dadurch subjektiv ein Wohl- und Kraftgefühl erzeugt wird, sondern es werden auch die durch das mehr minder lange Krankenlager meist darniederliegende Zirkulation, Stuhlgang, Appetit usw. auf das vorteilhafteste beeinflußt.

Auch bei den katarrhalischen Magenaffektionen werden bestehende Schmerzen durch die eben geschilderten Wärmeanwendungen meist erheblich gelindert, während auf den Katarrh selbst — besonders, wenn er chronischer Natur ist — sich mit Halbbädern, wechselwarmen Duschen unter spezieller Berücksichtigung der Magengegend mittels Fächerduschen, kühlen, kurzen (2′) Sitzbädern sowie Abreibungen ein günstiger Einfluß gewinnen läßt, zumal die meisten Kranken außerdem mehr weniger an hypochondrischen Vorstellungen und Stimmungen leiden, für deren Beseitigung jene genannten anregenden Prozeduren von nicht zu unterschätzendem Einfluß sind.

Die Sekretionsanomalien des Magens bedürfen einer örtlichen und einer allgemeinen hydriatischen Behandlung: einer örtlichen insofern, als die mit den Sekretionsstörungen verbundenen subjektiven Magenbeschwerden durch heiße äußere Anwendungen — besonders unmittelbar nach den Hauptmahlzeiten — günstig beeinflußt werden; einer allgemeinen aber deswegen, weil z. B. Appetitmangel und nervöse Erscheinungen, die sowohl mit der Hypo- wie mit der Hypochlorhydrie in weitem Maße in ursächlichem Zusammenhange stehen, durch allgemeine hydriatische Prozeduren aufs wirkungsvollste angegriffen werden (s. a. Neurasthenie).

Als sehr gut müssen die Erfolge der Wasserbehandlung der Magenatonien und der mit ihnen verbundenen Erweiterungen und Senkungen hingestellt werden: Wir verwenden vor allem wechselwarme Fächer- und Strahlenduschen auf die Magengegend sowie kühle Halbbäder (32 bis 26°) und Ganzabreibungs-Prozeduren, denen wir zweckmäßig Ganzpackungen von 1 bis 1¼ Stunde Dauer mit eingeschobenem heißen (40°) Magenschlauch usw. vorangehen lassen.

Vorhandene Brechneigung bekämpft man durch das Schlucken von (gut gewaschenen oder sterilen) Eisstückchen sowie durch Stammumschläge mit einem Heißwasserschlauch kombiniert, welche Methode besonders bei der Hyperemesis gravidarum zu rühmen ist.

Im übrigen ist zu beachten, daß gerade chronisch Magenkranke kalte Prozeduren oft schlecht vertragen, da ihre Reaktionsfähigkeit meist herabgesetzt ist, was wohl zum nicht geringen Teil auf die gleichzeitig mehr minder stark entwickelten Anämien zurückzuführen ist.

Von den Erkrankungen des Darmes sind die Diarrhöen und andererseits die Verstopfungen diejenigen, welche unser Eingreifen mittels der Hydrotherapie am häufigsten erfordern. Die im Gefolge der Diarrhöe vielfach auftretenden Schmerzen reagieren, wie auch sonst meist die Regel, auf Wärmeanwendungen, wie trockene Flanellbauchbinden, heiße trockene Tücher, Brei-, heiße Wasser- oder Dampfaufschläge usw. gut! aber nicht nur die Schmerzen, sondern auch den Durchfall selbst bekämpft man nicht selten schon in ausreichendem Maße durch diese Thermotherapie, da sie ja gleichzeitig auch auf die vermehrte Darmperistaltik hemmend einwirkt. Von anderen hydriatischen Maßnahmen gegen Durchfall nennen wir: im Beginn der Erkrankung Ausspülungen des Darmes mit 1 bis 2 l kühlen Wassers (25° C), durch die wir etwaige krankmachende Speisereste usw. entfernen, den Darm ausspülen und ihn zu vermehrter Tätigkeit anregen wollen, und tun damit ein Gleiches wie mit den so häufig im Beginn eines akuten Darmkatarrhs gereichten arzneilichen Abführmitteln. Nach erfolgter reichlicher Darmentleerung würden dann Bettruhe, Thermotherapie und Diät das Weitere zu besorgen haben. Gleichfalls um die Peristaltik noch zu verstärken, kommen anfangs kurze kalte Sitzbäder (1 bis 2′ bei 20 bis 15° C) und nach ihnen reichliche Wärmezufuhr und Bettruhe zur Anwendung. — Im folgenden sei noch kurz eine Kombination von Prozeduren erwähnt, die nicht nur bei gewöhnlichen Diarrhöen, sondern auch bei den sog. prämonitorischen Durchfällen der Cholera und bei dieser selbst sehr gerühmt werden (Winternitz). Der Patient erhält für 3′ eine kalte Ganzabreibung und darauf ein Sitzbad von 10 bis 15′ Dauer und 20 bis 12° C. In dieses setzt er sich unabgetrocknet, die nicht eingetauchten Körperteile aber gut mit einer wollenen Decke umwickelt, und macht in ihm unausgesetzt Reibungen des Leibes und Rückens. Nach diesem Sitzbade erhält er einen gut ausgerungenen erregenden Bauchumschlag, wird zu Bett gebracht, gut warm zugedeckt und an den Extremitäten, falls noch nötig, trocken frottiert, so daß meist bald eine völlige Reaktion und sogar Schweißausbruch erfolgt. Die an diese Maßnahmen geknüpften Betrachtungen von Buxbaum, daß dadurch eine Anämisierung des Darmes bedingt sei, stehen so lange auf schwankendem Boden, als wir durchaus noch nicht endgültig darüber aufgeklärt sind, ob in der Tat diese Prozeduren eine Darmanämie oder nicht vielmehr eine Hyperämie herbeiführen, ganz abgesehen davon, daß der Nutzen einer Darmanämie bei der Bekämpfung von infektiösen usw. Ursachen (Bier) durchaus zweifelhaft erscheinen muß. Das ändert jedoch nichts an der vielfach beobachteten und bestätigten Tatsache von dem guten Erfolg der oben erwähnten Therapie bei gewöhnlichen Diarrhöen. — Die chronische Diarrhöe, die vielfach mit Verstopfung wechselt und vielfach auf einem chronischen Dickdarmkatarrh beruht, erfordert außer der Regelung der Diät auch hydriatische Maßnahmen, die im großen und ganzen denen beim akuten Katarrh Besprochenen gleichen: im besonderen sei nur auf die gute Wirkung der oben beschriebenen Kombination von Abreibung und Sitzbad, sowie von nicht zu kühlen Halbbädern — 34 bis 28° C — hingewiesen. Voraussetzung für die Einleitung dieser hydriatischen Behandlung bleibt aber die Feststellung, daß es sich um eine unkomplizierte katarrhalische Erkrankung des Darms handelt und daß andre Ursachen — Magenanazidität, Tumor usw. — für den Katarrh nicht in Frage kommen. Die Colitis mucosa — überwiegend eine Begleiterscheinung der Neurasthenie bzw. Hysterie — reagiert außer auf eine allgemein antineurasthenische usw. Therapie auch auf die eben beschriebene Abreibung — Sitzbäder-Behandlung sowie protrahierte warme Sitz- oder Vollbäder. Nächtliche Stammpackungen, bei Schmerzhaftigkeit des Leibes thermotherapeutische Anwendungen, ferner laue Darmeingießungen von 1 bis 2proz. Tanninlösungen und Kamillenteeabkochungen vervollständigen unser bei dieser Darmerkrankung übliches, nicht aussichtsloses hydrotherapeutisches Vorgehen.

Beim akuten Brechdurchfall der Kinder wird man durch eine Darmspülung von 25° C (weiches Ansatzrohr!) und durch Ausheberung und Spülung des Magens mittels sterilem Wasser von 0,8 Proz. NaCl-Gehalt und 34 bis 35° C auf hydriatischem Wege nicht selten gute Erfolge erreichen. Bei Kühle der Kinder sind ein- bis zweimal täglich gegebene heiße Bäder von 40° C und 10′ Dauer (Kopfkühlung!) mit nachfolgender Trockenfrottierung und Einwicklung der unteren Extremitäten in warme wollene Tücher angezeigt.

Die spastische Obstipation Fleiners — in der überwiegenden Mehrzahl der Fälle ein Symptom der Neurasthenie und erkennbar an dem bleistiftdicken und kleinbröckeligen (Schaf) Kot — erfordert milde, den Spasmus lösende Prozeduren: laue Vollbäder von $^1/_2$ bis 1 Stunde Dauer oder Soolebäder, warme Sitzbäder, warme Eingießungen

(38° C), Stammpackungen, möglichst in Kombination mit heißem Magenschlauch od. dgl. tragen zur Besserung des Befindens und Behebung des Leidens bei, besonders wenn sie mit allgemeinen, die Neurasthenie als solche bekämpfenden Maßnahmen und Vorschriften vereinigt werden. (Keine innerlichen Drastika!)

Eine wesentlich andere Therapie erfordert naturgemäß die auf Atonie des Darms beruhende Form der Obstipation. Hier ist ein die Peristaltik reizendes Verfahren angezeigt, dargestellt durch wechselwarme Duschen mit beweglicher Regenbrause auf den Leib, Strahlduschen, dem Verlauf des Kolons zum Mastdarm hin folgend, sowie Ganzabreibungen und Halbbäder mit kräftigen hohen Bauchgüssen aus Eimern oder große Bütten und kurze kalte Sitzbäder (2 bis 3′ Dauer, 15 bis 20° C). Nachts über vervollständigen erregende Stammumschläge die hydriatischen Maßnahmen, die andererseits noch durch Massage, Medikomechanik und vor allem entsprechende Diätverordnungen weiterhin ergänzt werden können und sollen. Bei einer Reihe von Fällen genügt es, regelmäßig 1/2 Stunde vor dem ersten Frühstück 1 Glas kalten Wassers trinken und gleichzeitig 10 bis 15 Backpflaumen, geschmort in gezuckertem Wasser, essen zu lassen und den Patienten anzuhalten, 1/4 oder 1/2 Stde. nach dem Frühstück das Klosett aufzusuchen, um auch ohne vorhandenen Stuhldrang zu versuchen, eine Darmentleerung herbeizuführen. In den ersten Tagen möge man zur Unterstützung dieser Kur zu der eben besprochenen Zeit eine kühle (25 bis 20° C) Darmausspülung machen lassen, welche in der zweiten Woche fortfällt, und auf diese Art es zu erreichen suchen, daß der Kranke regelmäßig täglich zur selben Stunde, ja Minute zum Abort geht, um seinen Stuhlgang zu verrichten, was ihm in vielen Fällen, guten Willen und Vertrauen zu diesem Heilplan vorausgesetzt, sehr wohl gelingt. Beim Vorhandensein älterer Kotballen empfiehlt es sich, diese durch eine Eingießung von 200 g Olivenöl, welches 5 bis 7 Stunden und noch länger im Darm verweilen kann, zu lösen und dann durch eine nachfolgende kühle (25 bis 20° C) Wassereingießung zu entfernen, falls nicht ein Erfolg bereits vorher eingetreten ist (s. Eingießungen). Man kann die Öleingießung entweder mit Irrigator oder der Ölpumpe nach Gärtner zweckmäßig abends vornehmen, wozu man bis gegen 10′ Zeit gebraucht, und morgens dann die spontan oder mittels Wassereingießung erfolgende Darmentleerung erwarten. Auch das Bleibeklistier, das in einer Menge von ca. 100 ccm 10 bis 12° C kalt eingegossen wird und welches der Patient nach Möglichkeit bei sich behalten soll, ist in vielen Fällen chronischer Darmschwäche von gutem Erfolg begleitet.

Etwaige Darmblutungen bekämpft man wie beim Magen durch Auflegen von Kälteträgern auf den Leib. Bei gleichzeitigem Bestehen von Schmerzen wird von den Kranken freilich nicht selten die Kälte als unangenehm und schmerzvermehrend empfunden und deswegen abgelehnt; mindert in solchen Fällen äußere Wärme die Schmerzen, so mag man von ihr Gebrauch machen in dem Bewußtsein, daß beide Arten thermischer Anwendungen zur absoluten Ruhelage des Kranken beitragen und somit der Blutung entgegenwirken, zumal eine Einwirkung solcher Anwendungen auf das Lumen der blutenden Gefäße selbst nicht über jeden Zweifel erhaben sichergestellt ist. Sie tragen zur Blutstillung bei, offenbar mehr durch die mit ihnen verbundene Ruhelage als durch die tiefere Einwirkung auf das Lumen der Gefäße usw. Die Einführung kleiner Eisstückchen in den Mastdarm wird auch hierbei, wie bei der Hämatemesis, reflektorisch zur Blutstillung sehr wohl beitragen können.

Bei Meteorismus sowohl wie bei Ileus kann die Anwendung warmer Umschläge usw. nur dringend empfohlen werden, schon aus dem Grunde, weil sie subjektiv die Beschwerden sehr erheblich zu lindern vermögen, mehr als dies in der Regel Kälteanwendungen tun.

Die Beschwerden der Hämorrhoidalkranken werden in vielen Fällen durch lang ausgedehnte kühle Sitzbäder oder durch Einführung des von kühlem Wasser durchflossenen Artzbergerschen Kühlapparates und aufsteigende kühle Sitzduschen günstig beeinflußt. Falls die Patienten, wie so häufig, gleichzeitig unter Tenesmus zu leiden haben, wirken bei ihnen im Gegensatz zu den obigen kalten Anwendungen warme langausgedehnte Sitzbäder (37 bis 39° C), heiße nasse, öfter gewechselte Schwämme, nächtliche erregende T-Binden, in die ebenfalls heiße Schwämme eingepackt werden können, sowie der von heißem Wasser (38 bis 39° C) durchflossene, eben erwähnte Artzbergersche Apparat günstig.

Gegen die Entzündung des Wurmfortsatzes und des umgebenden Gewebes gebraucht man mit Vorteil im akuten Stadium die dauernde Auflegung der an einer Reifenbahre aufgehängten Eisblase. Wird diese unangenehm empfunden, ein Fall, der immerhin nicht selten ist, so möge man an ihrer Stelle erregende, heiße Brei- und vor allem Spiritusaufschläge anwenden. Von letzteren haben wir ganz besonders gute Resultate gesehen, zumal wenn die Entzündungserscheinungen mehr diffus waren und allgemeine peritonitische Reizerscheinungen bestanden. Diese Spiritusaufschläge, 4mal täglich gewechselt, und aus einem, mit 60proz. Spiritus getränktem, mehrfach gefaltetem und ausgerungenem Leintuche bestehend und nur von Flanell bedeckt, wirken schmerzstillend und erzielen eine deutliche Hyperämie der Bauchhaut; daß sie im Innern der Bauchhöhle ebenfalls eine hyperämisierende Wirkung entfalten und dadurch zur Bekämpfung der Krankheit und Resorption der Exsudate usw. beizutragen vermögen, ist man auf Grund zahlreicher Untersuchungen und Beobachtungen am Tiere berechtigt anzunehmen. Wir empfehlen die Alkoholaufschläge jedenfalls bei allgemeinen peritonitischen Erscheinungen an erster Stelle und würden nur, wenn die Haut trotz Einpuderungen oder Einfettungen leiden sollte, als Ersatz für sie zum Eisbeutel, der aber nur einen geringen Druck auf den Leib ausüben darf, greifen. Im chronischen Stadium der Perityphlitis wie auch der Bauchfellentzündung leisten die Wärmeprozeduren gleichfalls Gutes: sei es, daß es erregende — evtl. mit eingeschobenem Thermophor od. dgl. — Dampf-, Brei-, Fango- oder Spiritusaufschläge sind, sei es, daß sie durch lokale Heißluftbäder, Glühlicht- bzw. Bogenlichtbestrahlungen oder warme Sool- und Moorbäder dargestellt werden.

Von den Erkrankungen der Leber ist der einfache akute katarrhalische Ikterus Gegenstand einer hydriatischen Behandlung, die in häufigen Fällen gute Erfolge erzielt. Es empfiehlt sich, zu diesem Zwecke täglich 1 bis 2 Darmeingießungen von 1 bis 2 l Wasser, 25 bis 20° C warm, und dauernde erregende Stammumschläge zu machen, die bei vorhandenen Schmerzen und Koliken heißen Wasser- oder Dampfaufschlägen und anderen Warmapplikationen zu weichen haben bzw. mit ihnen zu kombinieren sind. Innerlich kommt das reichliche Trinken von kühlem Wasser in

Betracht, dem nicht nur eine Wirkung auf die Peristaltik des Darmes, sondern auch auf die Gallenabsonderung zugesprochen wird, während im eigentlichen Kolikanfall der Genuß heißen Wassers deutlich schmerzstillend wirkt. Stehen Duschen zur Verfügung, so verwendet man sie zur Anregung der Zirkulation in der Lebergegend und Anästhesierung in Form der Dampf- oder auch der heißen Fächerdusche. Die Temperatur dieser setzt man am Beginn auf 38° fest, steigt langsam bis auf 42 ja 45° C und erhöht gleichzeitig allmählich den anfänglich sehr geringen mechanischen Druck; Dauer der Dusche 30 bis 60″, bis die Haut dunkelrot wird. Den Schluß macht eine wechselwarme allgemeine Regenbrause von 20 bis 30″ Dauer. Dieselbe Art der Duschenbehandlung verschafft auch bei Leberanschwellungen verschiedenster Art — Zirrhose, Fettleber, bei Malaria usw. — mindestens subjektive Erleichterung und ist, evtl. auch in Verbindung mit Halbbädern, durchaus anzuraten. Den lästigen Juckreiz der Leber- und Ikteruskranken beseitigt man entweder durch protrahierte laue Bäder, denen Kleie- oder Malzabkochungen (techn. Teil) zugesetzt werden können oder durch ein- bis zweimal täglich erfolgende Ganzabwaschungen, besonders vor dem Schlafen, mittels Essigwasser ($^1/_3$ Essig, $^2/_3$ Wasser), sowie durch Bestrahlung mit der künstlichen Höhensonne.

Erkrankungen der Milz siehe Leukämie und Malaria.

Haut- und Geschlechtskrankheiten (Tripper s. S. 101).

a) Hautkrankheiten.

Eine sorgfältige Pflege der Haut in gesunden Tagen dient der Gesunderhaltung derselben: nicht allein, daß häufigeres Baden und Duschen den anhaftenden Schweiß, Schmutz sowie etwaige Krankheitskeime usw. von der Haut entfernen, sondern sie tragen auch durch ihren thermischen und mechanischen Reiz zu einer reichlicheren Durchblutung und Ernährung der Haut bei, verleihen ihr somit eine erhöhte Widerstandskraft gegen bakterielle, chemische und andere schädliche Einflüsse und regen sie im Sinne der Esophylaxie zu vermehrter Tätigkeit an.

Aus Gründen der Therapie kommen die verschiedensten hydriatischen Maßnahmen bei Hautkrankheiten in Frage, wie Wasser- und Dampfbäder, Duschen, Packungen und Abreibungen, deren nicht selten beobachtete gute Erfolge wir zumeist auf ihre, die Haut und ihre Organe mehr oder weniger anregende Wirkung zurückführen müssen, wenngleich zugegeben werden muß, daß ihr Anwendungsgebiet noch immer nicht den Umfang erreicht hat, der ihnen gebührt. Bei chronischen Ekzemen erzielen 5 bis 10′ dauernde Lichtbäder bis 60° C mit nachfolgenden Ganzabreibungen oder wechselwarmen Regen- bzw. Fächerduschen, desgleichen der Dampfstrahl (1/4 bis 1/2 Stunde) oder kurze Dampfbäder mit nachfolgenden Abkühlungen (Duschen, Halbbäder usw.) in vielen Fällen recht gute Erfolge, während die akuten Ekzeme, vor allem die nässenden, sich im allgemeinen nicht für die Hydrotherapie eignen. — Bei der Psoriasis gelingt es, die Schuppen zu erweichen und zu lösen, am besten mit stundenlangen lauen Vollbädern, denen eventuell Kleie zugesetzt wird, oder kürzeren Dampfbädern von 5 bis 10′. Nachfolgende kurze kühle Fächer- oder Regenduschen bzw. Abkühlungen des Badewassers durch Einlassen von kaltem Wasser bis 15° C und noch tiefer und energische Schaukelbewegungen des Patienten darin geben nicht nur den Gefäßen ihren Tonus wieder und üben sie gleichzeitig, sondern wirken auch auf den Allgemeinstatus günstig und anregend. (Diät möglichst vegetabil.) Die Behandlung der Furunkulose mit hydriatischen Anwendungen besteht in der Verabreichung von Duschen, denen zweckmäßig Lichtbäder oder Bestrahlungen mit der künstlichen Höhensonne vorangehen sollen. Einer Bäderanwendung stehe ich auf Grund meiner Erfahrungen skeptisch gegenüber und möchte sie nur, wenn das Wasser mit Sublimat oder Teer versetzt ist, empfehlen. Bei Pruritus sind Abwaschungen mit Essigwasser (1:1) in vielen Fällen von gutem Erfolge begleitet, wenngleich die Verwendung der Höhensonne und besonders der Röntgenbestrahlung hier energischere Wirkungen zu erzielen vermag. Schließlich möge noch der guten Wirkung der Allgemein- und Teildampfbäder bei Akne, der länger dauernden kalten oder wechselwarmen, täglich evtl. mehrfach gegebenen Hand- und Fußbäder bei Hyperhidrosis sowie der protrahierten lauen Bäder mit anschließender Einfettung oder der Packungen und kurzer Dampfbäder mit folgenden wechselwarmen Duschen bei Prurigo gedacht werden.

Verbrennungen ersten Grades behandle man mit kalten Umschlägen oder Longettenverbänden, bei größerer Ausdehnung, eventuell über den ganzen Körper, durch Dauerbäder, die auch bei den Verbrennungen zweiten und dritten Grades als vortreffliches Mittel anzusehen sind. Bei Erfrierungen geringeren Grades und geringerer Ausdehnung — z. B. Pernionen — tun täglich zwei- bis dreimal gebrauchte wechselwarme Handbäder, 5 bis 10′ lang, sehr gute Dienste, desgleichen ist der Versuch mit der Heißluftbehandlung als theoretisch ebensowohl begründet wie praktisch erprobt zur Nachahmung zu empfehlen.

b) Geschlechtskrankheiten.

Das Bestreben, den weichen Schanker thermotherapeutisch zu behandeln, ist nicht mehr neuesten Datums. Aber erst in jüngerer Zeit findet diese Thermotherapie in weiteren ärztlichen Kreisen Eingang, zumal man nicht allein durch die Höhe der angewendeten Temperatur eine bakterizide Wirkung, sondern gleichzeitig auch durch die damit erzielte Hyperämie der Gewebe einen besonders heilsamen Einfluß auszuüben vermeint. Es kommen zur Anwendung: heiße Umschläge, Bespülungen mittels Wassers von 40 bis 42° C auf ½ Stunde Dauer, sowie die von Welander geübte Methode, welcher einen angefeuchteten dünnen Wattebausch auf das Ulcus legt, ein mehrfach gebogenes Bleirohr darüber zieht und durch dieses heißes Wasser von 42° C hindurchfließen läßt. Aber auch der Kältetherapie in Form der Bespritzungen aus dem Äther- oder Chloräthylspray, denen auf die primäre Anämie eine länger dauernde, sehr starke Hyperämie folgt, wurden von einigen Autoren sehr gute Erfolge nachgesagt, während Schädigungen (Nekrose) nicht beobachtet sein sollen. Auch das ulcus durum wird von mancher Seite einer gleichen Behandlung unterzogen, wenn auch eine Vernichtung oder Unschädlichmachung des Syphilis-Virus nicht davon erwartet werden darf. Ist die Diagnose Syphilis gesichert und eine spezifische Kur eingeleitet, so sind allwöchentliche, protrahierte laue Bäder aus hygienischen Gründen angezeigt, denen kühle Duschen oder Abkühlungen des Badewassers zum Schluß bis auf 15 und 12°, mit tüchtigen Schaukel- usw. Bewegungen des Kranken verbunden, folgen mögen. Fühlt sich der Patient angegriffen, so tun allmorgendliche Teilabwaschungen sowie jeden zweiten Tag Halbbäder oder wechselwarme Regen- bzw. Fächerduschen vorzügliche Dienste. Auch in der Zeit zwischen Erscheinen der Sklerose und dem ersten Auftreten des Ausschlags möge man die ebengenannten roborierenden Prozeduren in Anwendung ziehen, bei denen nicht nur die dadurch bedingte Hervorrufung der esophylaktischen Hauttätigkeit in Betracht kommt, sondern auch psychische Gründe nicht unwesentlich mitsprechen.

Der Gebrauch von Schwitzbädern ist seit alters bei der Syphilis weit verbreitet, sei es, daß sie mit der spezifischen Kur vereinigt, sei es, daß sie als einzigstes Heilmittel angewendet werden. Ihre Anwendung zur Unterstützung der spezifischen Kur kann nur wärmstens empfohlen werden, und zwar halte ich 2 bis höchstens 3 Schwitzbäder mit nachfolgender Dusche usw. für die Woche als ausreichend (am besten im Lichtkasten). Auch in den Fällen tertiärer Syphilis, bei denen vielfach Hg und Salvarsan geringere Wirkung entfalten, würde die Vereinigung von Schwitzbädern mit innerlicher Jodtherapie durchaus angezeigt sein. Ob man diese Behandlung weiter noch mit der Verabreichung des Zittmannschen Dekoktes verbinden soll oder nicht, stehe dahin; daß es in der Tat oft geschieht und auch gerühmt wird, soll ausdrücklich hervorgehoben werden. — Auf diese, je nach dem Kräftezustand verschieden energischen Schwitzbäder sollen Halbbäder, Abreibungen oder Duschen folgen, durch welche die so wünschenswerte Anregung und Kräftigung des Organismus erreicht werden soll und meist auch erreicht wird. Nach Beendigung der spezifischen Kur wird eine mehrwöchige Wassernachbehandlung, bei der auch Luft- und Sonnenbäder eine wichtige Rolle spielen sollten, viel dazu beitragen, den mehr weniger angegriffenen Patienten zu erfrischen und subjektiv wie objektiv zu kräftigen. Schließlich sei noch bemerkt, daß bei c h r o n i s c h e n syphilitischen Hautaffektionen (Pemphigus, Rypia usw.) der Gebrauch protrahierter Sublimatbäder (1 : 10 000) bzw. der galvanischen Zweizellenbäder mit Sublimatzusatz warm zu empfehlen sind. Temperatur indifferent, Dauer $^1/_2$ bis 1 Stunde, 20 bis 100 g Sublimat auf das Bad eines Erwachsenen, bei 80 bis 200 MA. Stromstärke.

Erkrankungen des Nervensystems.

I. Peripherische Nerven.

A. Neuralgien.

Die Neuralgien erfordern außer der örtlichen, das befallene Nervengebiet zum Angriffspunkt nehmenden Therapie auch eine Allgemein-Behandlung, wenn sie als Teilerscheinung einer bestehenden Allgemeinerkrankung — wie Gicht, Diabetes, Syphilis, Malaria, Alkohol- und Nikotinintoxikation usw. — erkannt sind. Desgleichen sind evtl. mechanische Momente, wie Narben, Druck benachbarter Geschwülste, Hyperämien z. B. im Becken bei Frauenkrankheiten bei der selbstverständlich kausal in gleicher Weise wie symptomatisch zu betreibenden Behandlung in Betracht zu ziehen.

Über die Allgemeinbehandlung der idiopathischen Neuralgien ist folgendes zu sagen:

Frische Neuralgien erfordern tägliche Schwitzprozeduren von $^1/_2$ bis $1^1/_2$ Stunde Dauer, sei es im Bett, heißen Wasser-, Glühlicht- oder Heißluftbade od. dgl., worauf mindestens 1 Stunde Ruhe im Bett erfolgen soll. Am besten läßt man Patienten mit irgendwie erheblicheren Neuralgien für die erste Zeit überhaupt dauernd im Bett, da die gleichmäßige Wärme darin meist außerordentlich angenehm empfunden wird und auch erfahrungsgemäß auf den ganzen Krankheitsverlauf sehr günstig einwirkt. Das befallene Glied usw. umgebe man dauernd mit dicken Schichten trockner gelber Watte, die mit Bindentouren festgehalten werden. Feuchte Prießnitzsche Umschläge haben sich uns bei Neuralgien nicht so bewährt, da die erkrankten Körperteile sich in ihnen nicht genügend reaktiv erwärmten und infolgedessen eher fröstelten. Jedenfalls setze man dem zu den Prießnitz-Umschlägen benutzten Wasser $^1/_3$ Spiritus oder Koch- bzw. Staßfurter oder Seesalz (5 Proz.) hinzu, da auf diese Weise ein erhöhter Reiz auf die Haut ausgeübt und die Reaktion begünstigt wird. Bei subchronischen bzw. chron. Neuralgien versuche man ebenfalls noch durch Schwitzprozeduren diese zu beheben (nur jeden zweiten Tag ein Bad), auf die kurze Abkühlungen mittels Halbbäder, Abreibungen oder Duschen folgen. In den Zwischentagen möge man protrahierte warme Bäder von 37° C geben und auch ihnen kurze kühle Prozeduren sowie eine ca. einstündige Ruhe anschließen.

Auch die wechselwarme Regendusche allein hat uns, besonders bei manchen Fällen anämischer Neuralgien gute Dienste geleistet, wie auch noch hervorgehoben werden soll, daß kurze, bis 5′ lang währende Anwärmungen im Heißluft-, Licht- oder heißem Wasserbade mit darauffolgenden kurzen allgemeinen Abkühlungen in vielen mit Schwächezuständen und neurasthenischen Beschwerden vergesellschafteten Neuralgien erfolgreich zu sein pflegen. Von weiteren allgemeinen Maßnahmen seien schließlich in ganz besonderem Maße die bei Ischias so erfolgreichen Bewegungsbäder nach Brieger genannt, über deren Technik S. 23 das Nähere gesagt ist.

Von lokalen Wasseranwendungen steht nach unserer Erfahrung an erster Stelle der Gebrauch der Dampfdusche; sie anästhesiert nicht selten fast augenblicklich das schmerzhafte Gebiet und hinterläßt auch, unter gleichzeitiger Erzeugung einer lebhaften Hauthyperämie, eine erhebliche Linderung der Schmerzen. Man kann diese Duschen einmal kombinieren mit kalten Strahlduschen, die im Verhältnis zum Dampfstrahl nur kurze Zeit einwirken sollen (100 bis 110″ Dampfstrahl, 20 bis 10″ kalter Strahl; dreimaliger Wechsel mindestens; in der ersten Zeit nur mäßiger Druck des Wasserstrahls). Zum anderen stellt die, nach besonders in Art der Aachen-Burtscheid seit langem geübten Duschenmassage erfolgende Kombination von Dampfstrahl und Massage eine Behandlungsmethode dar, welche sich mehr und mehr Freunde erworben hat: der Badediener bzw. der Arzt massiert, während die Dampfdusche das erkrankte Nervengebiet trifft, dasselbe mittels Streichungen und Knetungen; in ähnlicher Weise kann auch die Massage gleichzeitig mit der Anwendung der heißen oder warmen, unter geringem Druck stehenden Strahlwasserdusche für 5 bis 10′ verbunden werden, wenn auch diese Art insofern schwieriger auszuführen ist, als sie eine gleichzeitige, mindestens teilweise Entkleidung des Kranken wie auch des Masseurs erheischt — Auch die schottische Strahlendusche (heiße und kalte Strahlendusche abgewechselt) bewährt sich in sehr vielen Fällen vortrefflich; freilich gibt ein gelegentlicher Mißerfolg mit ihnen uns noch keineswegs die Berechtigung, daraus auf eine unrichtige Diagnosenstellung zu schließen und das Vorliegen einer idiopathischen Neuralgie zu bezweifeln, wie dies von manchen Seiten geschieht. — Allen diesen Teilprozeduren lassen wir in der

Regel eine flüchtige kühle Ganzanwendung, wie Regendusche, die evtl. auch wechselwarm gegeben werden kann, oder Halbbad usw. folgen.

Während die vorstehend genannten Teilanwendungen eigentlich nur für Anstalten usw. in Frage kommen, lassen sich die Dampfumschläge — 2 bis 3 mal täglich für 1 Stunde — das An- oder Auflegen heißer Sandsäcke, Fango-, Moor-, Lehm- und Breiumschläge, Thermophore und der Gebrauch lokaler Heißluftbäder usw. auch in der Hauspraxis verordnen. Ist elektrische Leitung vorhanden, kann man auch von dem praktischen Fönapparat und von der Mininschen Handlampe (eine 16 bis 32 bis 50kerzige Glühlampe mit dahinter befindlichem, parabolischem Metallreflektor und einem Holzhandgriff) Gebrauch machen, deren ruhige, gleichmäßige, strahlende Wärme vorzügliche Dienste, besonders bei Trigeminusneuralgien, leistet. Bei letzteren wird besonders angenehm das Licht einer blauen Lampe empfunden. Auch die Heißluftdusche (Vorstädter) wirkt erfahrungsmäßig sehr schmerzstillend, hyperämisiert die Haut und läßt den gebildeten und ausgetretenen Schweiß naturgemäß fast unmittelbar verdunsten (Dauer 15 bis 20′, Temperatur der Luft beim Austritt aus dem Rohr bis gegen 100° C). In gleicher Weise erzielt man oft mit dem einfachen Quinckeschen Schornstein, der zur Erhitzung der Heißluftapparate usw. benutzt wird und zu dem Zweck evtl. noch mit einem Schlauch oder Kugelgelenk versehen wird, vortreffliche Wirkungen. Es ist kaum nötig, auch hier noch auf die so nützliche Paarung der hydriatischen und thermotherapeutischen Maßnahmen mit der Massage usw. hinzuweisen; nur das eine möchten wir betonen, daß wir oft von einer starken Massage, gerade nach eingreifenderen hydriatischen Prozeduren nicht sehr viel Gutes gesehen haben, daß wir aber wohl mit dem Erfolge einer leichten und mehr oberflächlichen Massage meist recht zufrieden sein durften. Die sogenannte Nervenpunktmassage nach Cornelius — eine Vibrationsmassage mit überstreckten Endgliedern der Finger — bedarf hier besonderer Erwähnung; sie ist in der Tat selbst in veraltetsten Fällen oft — bei gleichzeitiger Geduld des Masseurs wie des Kranken — von ausgezeichneter Wirkung.

Die vielen uns zu Gebote stehenden Mittel allgemeiner und örtlicher Art aus dem Heilschatz der physikalischen Therapie zu einem verständigen Kurplan zusammenzufassen, ebensowenig fehlen wie die Vorschrift an den Patienten, ist Sache reiflicher Überlegung. Eine Polypragmasie und ein allzuhäufiger Wechsel der Methoden sollen nach Möglichkeit vermieden werden: der Hinweis auf eine anfängliche Verstärkung der Schmerzen bei der Kur (ähnlich wie auch beim Gebrauch der Wild- und anderer Heilbäder), — physikalische Reaktion — möge bei der erstmaligen Beratung ebensowenig fehlen wie die Vorschrift an den Patienten durch eine verständige Lebensweise (Einschränkung des Nikotingenusses, ergiebigen Stuhlgang befördernde Diät, mäßige körperliche Bewegung, auch bei Ischiatikern), auch seinerseits zu einem günstigen Verlauf der Kur, deren Frist bei schon länger dauernder Erkrankung nicht zu kurz bemessen werden sollte, beizutragen. Im übrigen ist gerade hier, wie überhaupt in der Hydrotherapie, die Dosierung des hydriatischen Reizes von größter Bedeutung und die Aufgabe sorgfältiger Beobachtung jedes einzelnen Falles. Über die moderne Reizkörpertherapie zu sprechen, die in manchen Fällen die physikalische Therapie wohl zu unterstützen vermag, ebenso wie die Arzneibehandlung, ist hier nicht der Platz.

B. Neuritiden.

In ähnlicher Weise wie beim Auftreten einer akuten Neuralgie ist auch bei den akuten Formen der Neuritis die Vornahme von Schwitzprozeduren angezeigt. Diese sind möglichst im Bett, in welchem der Kranke auch bei dieser Erkrankung dauernd gehalten werden soll, durchzuführen, da jedes Rühren und Bewegen der betreffenden Nervengebiete meist mit erheblichen Schmerzen verbunden ist. Nach dem Schwitzen sind erregende oder auch trockene, warmhaltende Umschläge, und zwar dauernd, anzulegen. Verspricht man sich von protrahierten, heißen oder indifferenten Bädern besonders Gutes, so sorge man jedenfalls für möglichst schmerzfreien Transport auf dem Bettlaken. Erst nach Beseitigung der ärgsten Entzündungserscheinungen ist ein mehr aktives Vorgehen an Stelle des anfänglichen, absolut schonenden anzuempfehlen: $^3/_4$- oder Ganzpackungen, langdauernde, indifferente Vollbäder, evtl. mit Zusatz von 2 bis 4proz. Soole, Fichtennadelextrakt oder auch CO_2, wirken erfahrungsgemäß in diesem Stadium recht günstig, besonders wenn Schwächezustände oder Lähmungen eingetreten sind. Gerade in diesem Falle dienen die Bäder auch gleichzeitig dazu, durch den Auftrieb des Wassers usw. die ersten, schwachen eigenen Bewegungen der paretischen oder paralytischen Glieder zu ermöglichen oder zu erleichtern. Der Willensantrieb braucht nur relativ gering zu sein, um den Muskel im Wasser in Tätigkeit zu setzen — zumal wenn das spezifische Gewicht des Wassers durch Salzzusatz noch erhöht ist —, während eine Kontraktion in der umgebenden Luft, trotz der gleichen Stärke des zentralen Anreizes, noch nicht zur Beobachtung kommt. Die Bewegungen sollen methodisch und langsam geschehen, von Pausen unterbrochen sein und den Patienten keinesfalls überanstrengen. Auch faradische Bäder von 15 bis 20′ Dauer und 35 bis 33° C, sowie mäßig starke sinusoidale Wechselstrombäder sind zum Zweck dieser Behandlungsart empfohlen und kommen entweder in Wannen oder in Form der Vierzellenbäder zur Anwendung. Bei fortschreitender Besserung können auch stärker anregende Prozeduren, wie wechselwarme Regenduschen, Halbbäder usw., verordnet werden; ferner tragen nicht zu starke Strahlduschen auf die erkrankt gewesenen Nervenpartien, wechselwarm oder auch kalt und kurz gegeben und von allgemeinen erfrischenden Anwendungen gefolgt, zur weiteren Genesung bei.

Das Prinzip der Behandlung ist bei Polyneuritis dasselbe wie bei den Mononeuritiden, nur wollen wir noch hinzufügen, daß bei der Anwendung der eben erwähnten Strahldusche auf das erkrankte Nervengebiet, besonders auf das Eintreten der reaktiven Hautrötung zu achten ist, da erfahrungsgemäß bei diesen Erkrankungen die Reaktionsfähigkeit herabgesetzt ist und ohne Eintritt dieser eher eine Schädigung denn eine Besserung zu gewärtigen ist. Auch bei der Neuritis sind naturgemäß die übrigen Heilfaktoren der physikalischen Therapie von der Hydrotherapie nicht zu vernachlässigen, wie ja im Vorstehenden auch dargetan. Als Nachkur für Neuritiden aller Art kommt der Gebrauch der Heilbäder — Wildbäder, Soolbäder, Kochsalzbäder mit und ohne Schwefelgehalt — in Betracht. Daß der Forcierung des Stuhlgangs in der ersten Zeit und seiner Regelung überhaupt während der ganzen Erkrankung besondere Aufmerksamkeit geschenkt werden sollte, möchten wir noch ausdrücklich betonen.

C. Bei Krämpfen lokalisierter Art, welche im peripheren Nervengebiet auftreten, ist zumeist eine beruhigende hydrotherapeutische Behandlung an erster Stelle geboten: sei es, daß es sich um Schreib-, Violinisten- oder Klavierspielerkrampf u. a. m., sei es, daß es sich um den tic convulsiv oder die torticollis spastica handelt. Stets werden Ganzpackungen mit nachfolgenden flüchtigen Abwaschungen oder Abreibungen, protrahierte laue Bäder mit allmählichen Abkühlungen des Badewassers zum Schluß und wechselwarme Regen- oder Fächerduschen mit nicht zu starkem Druck und zu hohen Temperaturdifferenzen eine wesentliche Unterstützung und Ergänzung für die übrige Behandlung, wie Elektrisation, Massage und methodische Übungen, bilden. Die gleichzeitige Massage von 5 bis 10′ Dauer, während sich 30 bis 40gradiges Wasser aus der Strahldusche mit nur mäßigem Druck über das betreffende Glied ergießt, kann bei Beschäftigungsneurosen besonders warm empfohlen werden; nach dieser Duschemassage werden die Extremitäten in warme Tücher gewickelt und für ½ Stunde der Ruhe überlassen. Auch die Paralysis agitans wird sowohl in ihrem Gesamtzustand wie in ihren Begleitsymptomen — Schlaflosigkeit, gesteigerte Erregbarkeit usw. — durch entsprechende beruhigende hydriatische Maßnahmen bisweilen günstig beeinflußt, zumal wenn die Anwendung anderer physikalischer Heilmethoden — wie besonders die Übungstherapie — gleichzeitig erfolgt.

II. Rückenmarkskrankheiten.

A. Die akuten Formen der Rückenmarkserkrankungen, wie z. B. Myelitis acuta und die Polymyelitis anterior der Kinder bedürfen vor allem einer möglichst völligen Ruhelage, weshalb sich auch irgendwie eingreifendere hydriatische Prozeduren von selbst verbieten. In Betracht kommen nur protrahierte laue Bäder mit kühlen Kopf- und Nackengüssen bei stärkerer Benommenheit der an Polymyelitis acuta Erkrankten. Von anderen allgemeinen Anwendungen kommen nur Bettschwitzbäder sowie Abführkuren in Betracht — täglich oder einen Tag um den andern ein Bad von ½ bis 1 Stunde Dauer — während man lokal durch Rückenschläuche, von Eiswasser durchflossen, durch Schröpfköpfe, Senfpackungen, evtl. auch durch warme Breiumschläge einzuwirken versuchen kann. Die damit bezweckte „Ableitung“ dürfte in diesem Sinne allerdings wohl kaum wirksam in die Erscheinung treten, vielmehr scheint die durch obige Anwendungen erzeugte Hyperämie eher dasjenige Mittel zu sein, welches auf die Heilung bzw. Beschränkung des Krankheitsprozesses den größten Einfluß ausübt. Erst im Stadium der Entfieberung und Genesung bzw. des Stillstandes dieser Krankheiten geht man zur Bäderbehandlung usw. über, und zwar wendet man bei spastischen Erscheinungen ebenso wie bei schlaffen Lähmungen und Paresen keinsfalls kühle oder gar kalte, sondern langdauernde indifferente, bis 38gradige Bäder, evtl. mit Zusatz von Soole, Fichtennadel- usw. Extrakt, an, in denen dann je nach dem Kräftezustande passive und aktive Bewegungen vorzunehmen sind (kinetotherapeutische Bäder). Desgleichen können CO_2-Bäder, 34° 15 bis 20′, sowie galvanische Wannenbäder, 34° 20′, mit Vorteil verabreicht werden. Ferner ist noch durch morgendliche kühle Teilprozeduren — Abwaschungen und Abreibungen — und auch durch 2- bis 3mal wöchentlich gegebene Halbbäder von 34 bis 28° C und 3 bis 5′ Dauer — an welchen Tagen dann die etwaigen anderen Bäder fortfallen — für eine Anregung des Kranken im allgemeinen Sorge zu tragen. Im übrigen siehe unter B.

B. Die bei weitem häufigste Rückenmarkskrankheit chronischer Natur, welche unserer Hilfe mittels der Hydrotherapie bedarf, ist die Tabes dorsalis. Erst ganz allmählich mehrt sich die Zahl der Kliniker und Ärzte, die bei ihr von der Hydrotherapie einen verschieden weitgehenden Gebrauch machen, da sich bei ihnen mehr und mehr doch die Überzeugung Bahn gebrochen hat von der außerordentlich mannigfachen Verwendbarkeit und den trefflichen Erfolgen — vorübergehender und dauernder Art — der Hydrotherapie gerade bei dieser Erkrankung. Als oberster Grundsatz bei der Verwendung der Hydrotherapie hat stets zu gelten: Vermeidung aller energischen thermischen und mechanischen Reize in der Allgemeinbehandlung, da sowohl nach heißen und kalten Prozeduren, wie auch nach stärkeren mechanischen Eingriffen sehr häufig Verschlechterungen des Befindens zu beobachten sind. Infolgedessen ist von Abreibungen, Duschen irgendwie reizenderer Art, kalten Einpackungen und Schwitzbädern abzusehen, während milde Halbbäder von 34 bis 30° dasjenige hydriatische Mittel darstellen, welches am meisten angewendet wird und die besten Erfolge aufzuweisen hat. Ehe man mit ihnen beginnt, prüfe man, wie auch sonstens, die Reaktionsfähigkeit des Patienten durch Teilabwaschungen, zu deren Wasser etwa noch $^1/_4$ bis $^1/_2$ Spiritus oder Eau de Cologne u. dgl., oder auch Soole — 5proz. — usw., zugefügt werden kann, da die Wassertemperatur milde gewählt werden soll — nicht unter 30° C —, und andererseits ohne Zusatz reizender Stoffe die Reaktion bei so lauer Wasserwärme leicht ausbleiben kann. Erst nach einigen Tagen und wenn diese täglich 1- bis 2mal vorgenommenen Teilanwendungen dem Patienten gut bekommen sind, beginne man mit den obigen Bädern. Ihre niedrigste End temperatur soll, wie erwähnt, in der ersten Zeit nicht unter 30° C und auch zum Schluß der auf 6 bis höchstens 8 Wochen zu bemessenden hydriatischen Kur nicht unter 27 und 25° C heruntergehen. Ferner dürfen die Reibungen im Halbbad nur mit großer Schonung und Vorsicht geschehen und sollen Übergießungen ganz unterbleiben; die kühleren Bäder mit 3′ Dauer sollen bei kräftigeren Patienten und reizloseren Formen der Krankheit, die wärmeren mit 4 bis 5′ Dauer für die schwächeren Kranken verordnet werden; stets soll eine mindestens einstündige Ruhe im Bett oder auf dem Sofa usw. dem Bade folgen. Bei 4 bis 6 Bädern in der Woche gelingt es in vielen Fällen nach einigen Wochen Besserung zu erzielen: nicht nur, daß eine Hebung des Kräftezustandes und des Appetits, sowie eine Linderung etwaiger Schmerzen und Beseitigung des Taubheitsgefühls eintreten, nein, auch der Gang wird nicht selten sicherer und weniger ataktisch — auch ohne daß methodische Gehübungen während dieser Zeit vorgenommen sind.

Den Halbbädern kommen an Wirksamkeit sehr nahe die kohlensauren Bäder von 33 bis 30° C und 10 bis 20′ Dauer und die 1 bis 3proz. Soolebäder von gleicher Dauer und 34 bis 33° C, denen noch Kiefernnadelextrakt, Fluinol*) u. a. m. hinzugesetzt werden können. Es empfiehlt sich, diese Bäder gegen Abend zu geben und mit einer flüchtigen, kühlen Abwaschung zu beschließen.

Im paralytischen Stadium wie auch bei Patienten mit lanzinierenden Schmerzen oder Krisen sind Vollbäder von 36 bis 35° C und 25 bis 30′ Dauer, mit oder ohne Zusatz reizender Substanzen, besonders angezeigt; mehr als 3 bis 4 solcher Bäder in der Woche soll man in der Regel

*) Alkoholischer, mit Eosin versetzter Extrakt aus frischen Tannennadeln.

nicht geben und sie evtl. mit den Halbbädern und Teilabwaschungen zu einer Kur kombinieren: Morgens Teilabwaschungen, 4- bis 6mal wöchentlich am späten Vormittag ein Halbbad und 3mal wöchentlich gegen Abend ein indifferentes Vollbad.

Außer dieser Allgemeinbehandlung ist man aber auch durch örtliche Maßnahmen sehr wohl imstande, die besonders quälenden Symptome und Schmerzen der Tabiker wesentlich zu lindern. Die lanzinierenden Schmerzen erweisen sich heißen Teilbädern, Dampf- oder Spiritusumschlägen sowie Einwicklungen mit heißen, trockenen oder feuchten Tüchern, die in letzterem Falle dann noch von trockenen Flanellagen überdeckt sein würden und welche man durch Anlegen heißer Kruken warm erhält, sehr zugängig, wie auch von der Anwendung der Senfmehlumschläge auf 8 bis 10′ Gutes berichtet wird.

Gegen die Magen- und Blasenkrisen gebraucht man ebenfalls mit Erfolg die Wärmeapplikationen. Erregende Um- oder Aufschläge mit Einlegen von heißem Wasser durchflossener Schläuche oder doppelläufiger, flacher Blechflaschen, Brei-, Fango-, heiße Wasser- oder Dampfaufschläge sowie Thermophore und weiter der Gebrauch warmer Sitzbäder 37 bis 38° C für 1/2 Stunde und darüber, kommen vor allem dafür in Frage. Im Gegensatz hierzu werden bei Blasenkrisen von anderer Seite auch die Anwendung des Psychrophors, durchflossen von 15- bis 20gradigem Wasser für 15 bis 20′, sowie die Einführung von Eisstückchen in den Mastdarm als wirksam empfohlen. Bei Blasenschwäche, Incontinentia alvi und Impotenz sind Sitzbäder von 15 bis 12° und 2 bis 3′ Dauer, wie auch kurze kühle bzw. wechselwarme aufsteigende Sitzduschen in einer Reihe von Fällen von gutem Erfolge begleitet.

Trotz alledem ist zuzugeben, daß man bei manchen Kranken einer medikamentösen Behandlung nicht wird entraten können, im besonderen erfordern nicht selten die mannigfachen und -faltigen Krisen im Interesse des leidenden Patienten ein schnelles und promptes Eingreifen mit der Morphiumspritze. Andererseits bietet uns der große Heilschatz der physikalischen Therapie so ungemein viel Mittel, wir nennen nur die Lufttherapie, die Elektrizität, Massage und Heilgymnastik, daß sich mittels ihrer eine Variation oder Ergänzung der Wasserbehandlung sehr wohl und zum

Heil des unsere Hilfe suchenden Tabikers bewerkstelligen läßt. In welcher Weise die allgemeinen hydriatischen Prozeduren auf den Krankheitsverlauf der Rückenmarksschwindsucht einwirken, ist nach dem Stande unserer heutigen Kenntnisse schwer zu sagen: sei es, daß durch sie bessere Zirkulations- und dadurch auch günstigere Ernährungsverhältnisse im Rückenmark geschaffen, sei es, daß Innervationsreize auf das Zentrum ausgeübt werden und damit dieses zu erneuter und verstärkter Tätigkeit angeregt wird. — Die Tatsache von vorübergehender und auch dauernder Besserung der verschiedensten Art und Grade der Rückenmarksschwindsucht ist zu oft und von einwandsfreien Beobachtern bestätigt, als daß sich an dem Wert der unter allen Umständen und zu allen Stadien der Tabes anwendbaren Hydrotherapie deuteln ließe.

Im großen und ganzen lassen sich die übrigen chronischen Rückenmarkskrankheiten und ihre Symptome in analoger Weise, wie oben geschildert, behandeln; vor allem möge man sich dessen bewußt bleiben, daß bei etwaigen spastischen Erscheinungen außer milden Halbbädern vor allem protrahierte, laue Vollbäder (bis zu 1 Stunde Dauer), die auch zu kinetotherapeutischen Zwecken benutzt und mit CO_2 oder Sauerstoff und Soolezusatz versehen werden können, am Platze sind; und daß bei schlaffen und atrophischen Lähmungen außer diesen genannten Bädern auch kurze kalte, mit nicht sehr hohem Druck verabreichte Strahlduschen (s. Neuritis) der befallenen Glieder usw. sehr günstig wirken.

Es sei nur noch hinzugefügt, daß das Befinden von Rückenmarkskranken, die schon lange Zeit an das Bett gefesselt sind (z. B. bei Myelitis chronica), oft auch durch Dauerbäder vorteilhaft beeinflußt wird und besonders dadurch einem drohenden Durchliegen vorgebeugt werden kann.

III. Gehirnkrankheiten.

A. Hyperämien und Anämien.

Gegen die akut auftretende Blutüberfüllung des Gehirns oder ihrer Häute, möge sie nun durch vasomotorische Gründe, Herzaffektionen oder andere Krankheiten bedingt sein, wirken erfahrungsgemäß Eisbeutel, kalte oder Eisumschläge auf den Kopf, kalte Übergießungen des Schädels oder die Kühlklappe günstig; jedoch vergesse man nicht, durch Hochlagerung des Kopfes, Befreiung des Halses und Oberkörpers von einengenden und den Abfluß des Blutes vom Schädel etwa hindernden Kleidungsstücken diese hydriatischen Maßnahmen weiterhin zu unterstützen. Gehen trotzdem die für die Hyperämie charakteristischen Erscheinungen, wie Kopfschmerz, Schwindel, Brausen vor den Ohren, Funkensehen vor den Augen nicht zurück, so gehe man durch Blutentziehungen am Nacken gegen sie weiter vor. Ferner unterstützen ableitende Maßnahmen, wie kurze kalte Fußbäder mit gegenseitigem Reiben der Füße sowie besonders heiße, möglichst bis zum Knie reichende Senffußbäder (100 bis 250 g Senfmehl mit kaltem oder lauem Wasser zu Brei gerührt, in einen Beutel getan und dann im heißen Wasserbade ausgedrückt) obiges Vorgehen. — Die chronische Blutüberfüllung, an der vielfach wohlgenährte, wenig an Körperbewegung gewöhnte und arteriosklerotische Menschen leiden, bekämpft man am besten durch Einschränkung und Regelung der meist sitzenden und einer überreichen und reizenden Ernährung fröhnenden Lebensweise. Ferner kommen hydrotherapeutisch Ganzpackungen von 1 bis $1^1/_2$ Stunde Dauer und nachfolgende Ganzabwaschungen oder Abreibungen und Halbbäder in Frage. Auch letztere allein, in einer Temperatur von 30 bis 24°, kühle Regen- und Fächerduschen nach vorheriger Anwärmung, fließende kalte Fußbäder sowie Barfußlaufen auf nassem Rasen und Knie- oder Schenkelgüsse und endlich der Gebrauch von Luftbädern mit der in ihnen üblichen körperlichen Bewegung tragen sehr wesentlich zur Linderung bzw. Behebung der kongestiven Beschwerden bei. Mit ganz besonderem Nachdruck sei bei allen Kaltwasseranwendungen (warme oder schweißerzeugende Prozeduren sind zu verwerfen) auf vorherige und gleichzeitige Kopfkühlung hingewiesen.

Entgegen der Hochlagerung bei der akuten Hyperämie ist die Tieflagerung des Schädels und Oberkörpers bei akuter Anämie des Gehirns notwendig und auch noch weiter ein Emporheben und -lagern der Extremitäten, evtl. auch das Anlegen einer Esmarchschen Binde zur Erzeugung der Blutleere in diesen bei manchen Fällen schwerer, auf Anämie beruhender Ohnmachten angezeigt. Besprengungen des Gesichts mit kaltem Wasser, heiße Kopfumschläge oder auch heiße Stammumschläge stellen energische Hautreize dar, welche reflektorisch wirken und Hand in Hand mit anderen Reizen, wie Riechmittel, Senfpflaster auf den Nacken, bei bestehender Herz- und Atemschwäche auch mit Herzmassage und künstlicher Atmung, wohl imstande sind, die mehr minder bedrohlichen Zustände solcher plötzlichen Gehirnanämien zu bannen.

Die chronische Gehirnanämie, die vielfach eine Begleiterscheinung chronischer Krankheiten, so auch im besonderen der allgemeinen Anämie und Chlorose bildet, sucht man einmal durch eine Behandlung der Grundkrankheit zu beseitigen, sodann aber auch durch Zuleitung von Blut zum Schädel symptomatisch anzugreifen; hydrotherapeutisch wendet man zu diesem Zwecke erregende oder heiße Kopfumschläge und mehrfache Gesichtswaschungen am Tage mit kaltem Wasser und nachfolgender kräftiger Trockenreibung, ferner langdauernde kalte Sitzbäder (ein- bis zweimal täglich) und heiße Nackenschläuche (zwei- bis dreimal täglich eine Stunde) an. Nicht unerwähnt bleibe die Anlegung der Bierschen Stauungsbinde zur Erzeugung von venöser Hyperämie (ein 1 bis 2 cm breites Gummiband wird je nach Bedarf um den Hals unterhalb des Kehlkopfes geschlungen, mit Häkchen befestigt und leicht angezogen, so daß eine geringe Kompression ausgeübt wird; Dauer: täglich 20 bis 22 Stunden).

B. Gehirnblutungen

erheischen außer anderen Maßnahmen auch hydriatische Eingriffe für den Augenblick und zwar in Form von Kopfkühlungen (Eisblase, Kühlschlauch usw.) und Verabreichung von Darmeingießungen, welche auf das Schädelinnere entlastend wirken sollen. Die von den Blutungen resultierenden Schäden der Bewegungsorgane, die in gleicher Weise auch durch Embolien und Thrombosen verursacht sein können, behandelt man gewöhnlich frühestens drei bis vier Wochen nach Eintritt der Hirnaffektion, wenn keinerlei Nachschübe eingetreten sind, durch täglich ein- bis zweimal erfolgende Teilabwaschungen: man nimmt am besten dazu anfänglich Spiritus oder spirituöse Lösungen, 1:1 bis 1:3, reibt nur wenig trocken und frottiert auch hinterher nur gelinde. Nach 14 Tagen ungefähr beginnt man sodann, wenn die Abwaschungen gut vertragen sind, mit kinethotherapeutischen Bädern. Dauer der ersten Bäder 5 bis 10′; 2 bis

3 Bäder in der ersten und zweiten Woche, später jeden zweiten Tag ein Bad. Besonders bei den ersten Bädern ist größte Vorsicht geboten: Kopfkühlung, schonendes Hineintragen in das Bad und Hinaustragen aus ihm, Bettruhe hinterher. Man macht zuerst passive Bewegungen und läßt späterhin zu diesen den Patienten eigene Willensimpulse hinzufügen. So gelingt es häufig, ganz allmählich zu selbsttätigen Bewegungen überzugehen und schließlich auch außerhalb des Bades die Bewegungsfähigkeit vordem gelähmter Glieder wieder herzustellen. Gegen Parästhesien oder Schmerzen wendet man mit Nutzen erregende Umschläge oder Hitzeprozeduren sowie auch Waschungen mit kühlem Wasser oder Spiritualösungen an. In späteren Wochen geht man zu morgendlichen Ganzabwaschungen — kühl bis kalt — oder auch, wenn es der Zustand erlaubt und Fortschritte in der Genesung zu erkennen sind, zu Halbbädern von 34 bis 28° über, die für die allgemeine Kräftigung von guter Wirkung sind. Gegen den bei den ersten Gehversuchen oft eintretenden Schwindel sind heiße Kopfkompressen vielfach mit Erfolg angewendet und deshalb zu empfehlen.

Die übrigen Hirnkrankheiten, einschließlich der Geisteskrankheiten, bedürfen einer gesonderten Besprechung nicht. Es ist im allgemeinen über ihre hydriatische Behandlung zu sagen, daß Ganz- oder Dreiviertel- bzw. kombinierte Packungen und protrahierte laue Bäder nicht nur bei maniakalischen Zuständen und Unruhe günstig wirken, sondern daß sie auch bei Melancholie, besonders wenn sie zum Schluß mit einer flüchtigen Abkühlung verbunden sind, gute Erfolge zeitigen. Einen ähnlichen Effekt sieht man auch bei der Anwendung von Halbbädern und wechselwarmen Duschen — zumal bei stuporösen Affektionen. Im übrigen beschränkt man sich zumeist mit einem symptomatischen Vorgehen.

IV. Funktionelle Erkrankungen des Nervensystems.

Neurasthenie.

Unter den Behandlungsmethoden der Neurasthenie steht mit an erster Stelle die Hydrotherapie, die nicht nur etwa rein suggestiv, sondern durch objektiv nachweisbare Veränderungen der Zirkulation, in der Beeinflussung der Muskel- und Hauttätigkeit usw. wirkt. Daß die Hydrotherapie nicht die alleinige Behandlungsart darstellt, sondern daß wir, in Verbindung mit ihr, andere physikalische Heilmethoden und naturgemäß auch die medikamentöse Therapie, falls erforderlich, zur Behandlung der Neurasthenie heranziehen, muß besonders betont werden.

Wenn man die Unterscheidung der Nervösen in solche mit gesteigerter Ermüdbarkeit und solche mit gesteigerter Erregbarkeit gelten lassen kann und will, so muß man andererseits doch bezüglich der Therapie sagen, daß für alle in gleicher Weise bei einer methodischen Behandlung, in den ersten Tagen zumal, eine schonende und beruhigende Anfassung zur Geltung kommen muß, schon aus dem Grunde, um die individuelle Reaktionsfähigkeit des Kranken kennen zu lernen und keine üblen Erfahrungen infolge etwa zu energischen Vorgehens im Anfang zu machen.

Es empfiehlt sich deshalb, in den ersten 3 bis 4 Tagen von allen eingreifenden Prozeduren abzusehen und neben der Bettliegekur — 2 bis 3 Stunden am Tage — früh morgens im Bett Teilabwaschungen mit lauem Wasser (30° C), dem zweckmäßig zu gleichen Teilen Alkohol oder $^1/_3$ aromatischer Essig oder Fluinol ($^1/_2$ Becherglas auf 2 l Wasser) oder auch 4 bis 5 Proz. Soolesalz zugesetzt werden, zu verordnen. Nach der Abwaschung 20 bis 30′ weitere Bettruhe, während der $^1/_4$ l warme Milch oder Kakao getrunken wird. Dann Ankleiden und Frühstücken. Im Laufe des Vormittags erfolgt dann weiterhin ein Soolbad (3 Proz., 34 bis 35° C, 15 bis 20 bis 25′ Dauer) oder ein kohlensaures bzw. Sauerstoffbad (12 bis 15′, 34 bis 33° C) oder ein Fluinolbad (1 Becherglas auf eine Badewanne, 35 bis 34° C, 20′) oder auch ein einfaches Wasserbad (36 bis 35° C, 20 bis 25′). Dann eine Stunde lang Bettruhe, nach dieser $^1/_2$ bis 1 Stunde Bewegung in der frischen Luft und anschließend daran bis zur Mittagsmahlzeit Luftliegekur. Am Nachmittag erfolgen, wenn nicht besondere Beschwerden usw. es notwendig machen, keine Wasseranwendungen mehr, dagegen wird zweckmäßig von der Luftliegekur in diesen Stunden Gebrauch gemacht. Bereits nach 4 bis 5 Tagen kann man meist vorwärts schreiten. An Stelle der ruhigen, oben genannten Bäder treten an 2 oder 3 Tagen der Woche Halbbäder, wechselwarme Fächerduschen mit 3- bis 5maligem Wechsel zwischen Warm und Kalt, nach denen noch eine Stunde geruht wird.

Schließlich geht man fast ganz zur Behandlung mit anregenden Prozeduren (Halbbädern, Duschen, Ganzabreibungen, Strombädern usw.) über, läßt die Teilabwaschungen morgens kühler und kühler werden, bis man sie nach 10 bis 12 Tagen ganz fort läßt oder durch Ganzabwaschungen ersetzt. Nach diesen erfolgt eine kräftige Frottierung des ganzen Körpers, an die in leichter Kleidung sich Freiübungen (nach Schreber oder Lehmann) für 1 bis 2 bis 3 bis 4′ Dauer anschließen. Wird eine derartige Kur nicht gut vertragen, so muß auf die schon erwähnten schonenderen Prozeduren zurückgegriffen werden, zu denen unter anderem auch die Dreiviertel- oder Rumpfpackungen mit Wasser von ca. 32° C, 30 bis 28 bis 26 bis 24′, evtl. unter Zusatz von 3 Proz. Soole, zu rechnen sind.

Zu dieser, den Gesamtorganismus zum Angriffsobjekt nehmenden Kur müssen naturgemäß evtl. entsprechende Anwendungen treten, die zur Einwirkung auf besonders im Vordergrunde stehende nervöse Einzelbeschwerden bestimmt sind. So bedarf zumal die Schlaflosigkeit bzw. der schlechte Schlaf, der nicht selten von Angstzuständen begleitet wird, einer eingehenden Würdigung und Behandlung. Von hydrotherapeutischen Anwendungen kommen die verlängerten, indifferenten Bäder und die Dreiviertelpackungen in Betracht; bei letzteren soll die Temperatur des Wassers nicht unter 25° C zuerst gehalten werden, wobei allerdings stets die persönliche Empfindlichkeit gegen Wärme bzw. Kälte zu berücksichtigen ist. Nach den Prozeduren nur tupfend abtrocknen — nicht reibend — worauf der Patient noch halbfeucht zu Bett geht. Ein vorheriges Trinken von kühlem Wasser, dem evtl. etwas Zucker aus suggestiven Gründen hinzugesetzt werden mag, dient, besonders wenn seine Nützlichkeit in der Sprechstunde eingehend dargelegt worden ist, nicht selten zur Unterstützung der äußeren Wasseranwendung. Von anderen hydriatischen Maßnahmen sind besonders zu nennen das fließende kalte Fußbad für 2′ — ersetzt evtl. durch das Hin- und Hertreten auf ein, auf dem Boden des Schlafzimmers ausgebreitetes feuchtkaltes Frottiertuch während 2′ —, das 2′ dauernde kühle Sitzbad von 25 bis 20° C, erregende Wadenwickel während der Nacht sowie eine Stunde vor dem Abendessen, das aus leicht verdaulichen Speisen bestehen und eher knapp als reichlich bemessen sein soll, gegebene kohlensaure oder Sauerstoffbäder (Temperatur 34 bis 35° C, Dauer 15′), nach denen $^1/_4$ bis $^1/_2$ Stunde geruht, aber nicht geschlafen wird. Die vielumstrittene Frage des Alkoholverbots bei der Neurasthenie beantworte ich dahin, daß besonders bei schlechtem Schlaf zwischem dem Abendbrot und dem Zubettgehen 1 bis 2 Glas leichten Weins oder $^3/_{10}$ bis $^4/_{10}$ Bier oft ganz ausgezeichneten Erfolg bringen, besonders bei solchen Patienten, die schon längere Zeit ärztlich wegen ihrer Neurasthenie behandelt waren und denen bisher jeglicher Alkohol als schädlich untersagt war und die besonders über Angstgefühle klagen. Auch anderer schlafförderndeer Mittel, wie Baldrian und Adalin usw., wird man in vielen Fällen bei Beginn der Kur nicht entraten können.

Die häufig vorhandenen Kopfschmerzen werden durch kurze kalte Sitzbäder (2′, 25 bis 20° C), durch kurze kalte Fußbäder (2′, 20 bis 15 bis 10° C) oder lange, heiße Fußbäder (10 bis 15′, 40 bis 42° C) und durch ihnen nahestehende Prozeduren bekämpft. Bei auf Arteriosklerose zurückgeführte Kopfschmerzen werden vielfach heiße Kompressen und erregende Kopfumschläge besser vertragen als Kopfkühlungen, die von jugendlicheren Personen im allgemeinen angenehm empfunden und bei ihnen von guter Wirkung sind.

Weiterhin stehen die von Seiten des Herzens geklagten Beschwerden bei einer überaus großen Anzahl im Vordergrunde. Nach gründlicher wiederholter Untersuchung ist in vielen Fällen der mit der Behandlung nervöser Kranker vertraute Arzt allein durch beruhigende Worte imstande, die Vorstellung eines Herzleidens zu beseitigen bzw. mehr und mehr abzuschwächen. Wenn er durch kleine Prozeduren, wie Herz- oder Nackenkühlungen, Knie-Schenkelgüsse usw. weiter dazu beiträgt, den Kranken die Wertung seiner Herzbeschwerden als übertrieben darzutun, so gelingt es in der Tat sehr oft, überraschende Erfolge zu erzielen. Man hüte sich vor allem vor der dem Patienten mitgeteilten Diagnose „nervöser Herzfehler oder Herzneurose", die dem Patienten oft genug Anlaß geben, seinen Herzbeschwerden mehr Obacht zu schenken, als es gut und nötig ist und sich für einen Herzkranken, infolgedessen leistungs- und arbeitsunfähigen Menschen zu halten. Ich erachte auch die Verabreichung von Kohlensäure-Bädern nach den ersten Konsultationen für bedenklich, da die meisten Menschen ihre Verordnungen als einen Beweis, daß sie an einem ernsteren Herzleiden erkrankt sind, ansehen. Außer den oben genannten Kühlungen sind Allgemeinanwendungen das Zweckmäßigste, die die Aufmerksamkeit des Patienten von dieser Teilerscheinung der Neurasthenie ablenken und ihm zur Genüge beweisen, daß seine Herzbeschwerden nicht die Folge einer Erkrankung des Herzens, sondern der allgemeinen Nervenschwäche sind. Derartige allgemeine Anwendungen sind Halbbäder, Ganzabreibungen, sowie schließlich noch späterhin auch neben den CO_2-Bädern und O_2-Bädern die elektrischen Wasserbäder. Daß Gaben von Baldrian und deren Präparate sehr oft eine gute Unterstützung unserer hydriatischen Anwendungen darstellen, muß anerkannt werden.

Was die nervösen Magen- und Darmerscheinungen anbetrifft, so gilt das bezüglich der bei der Herzdiagnose zu übenden Vorsicht Gesagte auch bei ihnen. Nach gründlichster Untersuchung, die dem Patienten Vertrauen abnötigen muß, Obacht vor jeder Äußerung, die den Patienten auf erneute Selbstbeobachtung drängen und ihm etwa die Vorstellung einer schweren Sondererkrankung des Verdauungssystems bringen könnte, sowie bei der Diätfestsetzung. Neben der Allgemeinbehandlung, bei der milde Schwitzbäder nicht zu vergessen sind, kommen bei Gastralgien und Hyperaziditätserscheinungen, die das Hauptkontingent der Magenneurosen darstellen, der heiße Magenschlauch mit und ohne Stammpackung in Betracht, sowie kalte, bewegliche, $^1/_4$ bis $^1/_2{}'$ dauernde Fächerduschen in die Magengegend. Über die nervösen Darmerscheinungen ist das Betreffende bei den Darmerkrankungen gesagt. Schließlich mögen noch kurz die sexuellen Neurasthenien behandelt werden. Auch hier wieder ein Erfordernis: Allgemeinbehandlung nach eingehender vertrauenerweckender Untersuchung, evtl. in zutreffenden Fällen unter Heranziehung eines erfahrenen Urologen. Einen beruhigenden Erfolg üben auf die Genitalsphäre laue, lang ausgedehnte Sitzbäder, täglich 1 bis 2 mal besonders abends gegeben, aus, während kurze, kalte oder heiße — 40° $10''$ — dauernde Sitzbäder oder wechselwarme aufsteigende Sitzduschen bei Impotenz bzw. bei mangelnder Libido und fehlenden Erektionen zu empfehlen sind. Die Anwendung des von kaltem Wasser durchflossenen Psychrophors (s. d.) ist bei hartnäckigen spermatorrhoischen Pollutionen und chronischen Prostatitiden, sowie unangenehmen Gefühlen, wie Brennen, Schmerzen usw. der Männer in der

Harnröhre jedenfalls zu versuchen, doch möchte ich seinen Gebrauch bei gleichzeitigem Vorliegen chronischer Gonorrhoe widerraten. In ähnlicher Weise wie die Erscheinungen der männlichen sexuellen Neurasthenie sind auch die der weiblichen zu behandeln. Da bei den Frauen vielfach Schmerzen im Unterleib trotz negativen Befundes bei der gynäkologischen Untersuchung im Mittelpunkt der nervösen Beschwerden stehen, kommen außer den in erster Linie stehenden allgemeinen roborierenden Anwendungen (w. w. Fächerduschen, Ganzabreibungen) Wärmeanwendungen auf den Leib (trokkene bis feuchte), Sitzbäder (38 bis 39° 15 bis 20') sowie heiße Spülungen in Betracht. Zweckmäßig ist es, die örtlichen Anwendungen den allgemeinen Prozeduren unmittelbar voranzuschicken.

Diese obigen Verordnungen werden in der häuslichen Praxis vielfach auf Schwierigkeiten stoßen, während sie in Sanatorien zum täglichen Brot gehören. Immerhin stehen dem hydrotherapeutisch geschulten Arzt genügend Möglichkeiten zur Verfügung, auch in der Privatpraxis bei der Behandlung Nervöser entsprechende hydriatische Verordnungen zu treffen, z. B. Teil- und Ganzabwaschungen, Teil- und Ganzabreibungen, Umschläge und Packungen, Güsse, Voll- und Sitzbäder mit und ohne Zusätze u. a. m. Jedenfalls wird wohl kaum ein behandelnder Arzt auf die Verwendung der Hydrotherapie verzichten wollen, wenn ihm die Aufgabe, Nervöse behandeln zu müssen, zugefallen ist und er sie wieder zu arbeitsfähigen und arbeitsfrohen Menschen machen bzw. „erziehen“ will.

B. Hysterie.

Bei der Hydrotherapie der hysterischen Reaktionen, bei denen eine bestimmte Willens- oder Wunschrichtung die eigentliche Ursache der seelischen Reaktion darstellt, steht mehr noch als bei der Hydrotherapie der Neurasthenie die Betonung des suggestiven Moments im Vordergrunde. Körperlich kräftige, gut genährte Kranke vertragen energische Prozeduren, die nach Art der Schreckbehandlung wirken, im allgemeinen gut, sofern diese energischen Behandlungsformen nicht zu lange ausgedehnt und nicht zu oft wiederholt werden. In Frage kommen kalte Strahl-, Fächer- oder Regenduschen, 10 bis 15" Dauer, kalte Abreibungen, Kneippsche Vollgüsse oder Tauchbäder, 15 bis 10° 20 bis 60".

Am folgenden Tage ein Halbbad 32 bis 26 bis 24° oder ein laues Kiefernadelbad, 10 bis 15′, mit schneller, unter Schwenkbewegungen des Patienten erfolgender Schlußabkühlung bis auf 28 bis 25°. Am 3. Tage dasselbe Vorgehen, evtl. statt des Halbbades ein CO_2- oder O_2-Bad von 10 bis 12′ Dauer, 34 bis 32° C. Am 4. Tage wieder eine kalte energische Anwendung wie am 1. Tage und so fort, je nach der Reaktion des Patienten auf diese. Schwächere, anämische Personen sind schonender anzufassen; den kalten oder kühlen Prozeduren sind trockene Packungen oder blaue Lichtbäder voranzuschicken, deren beruhigender Effekt dem Patienten evtl. vorher eindringlich zu schildern ist. Dauer des Lichtbades nur gerade bis zum ersten Schweißaustritt, also gewöhnlich 2 bis 5 bis 10′, je nach der Jahreszeit bzw. nach den äußeren, die Körperwärme beeinflussenden Verhältnissen verschieden. Bei ausgesprochenen Anfällen versuche man kalte Abwaschungen, kalte Übergießungen, die in manchen Fällen abkürzend oder mildernd wirken; im allgemeinen ist bei ihnen ein Abwarten zweckmäßiger und von allen hydriatischen Prozeduren abzusehen. Die Beeinflussung hysterischer Einzelsymptome ist nach Art der bei der Neurasthenie auseinandergesetzten Methoden zu bewirken, im Besonderen ist nur der häufig gute Erfolg des heißen Magenschlauches mit und ohne Stammpackung bei dem hysterischen Erbrechen zu erwähnen. Jedenfalls bleibt bei der Behandlung des Hysterischen die Persönlichkeit des Arztes und seine Art, auf den Patienten besonders auch erziehlich einzuwirken, meist das Ausschlaggebende, gleich, ob er dabei sich mehr auf die Hydro- oder Elektro- oder Mechanotherapie stützt.

C. Morbus Basedow.

Die Hydrotherapie des Morbus Basedow ist in der Beeinflussung der nervösen, im besonderen der vasomotorischen Störungen und des Allgemeinzustandes durchaus nicht aussichtslos, und die Anwendung feuchter Ganzpackungen mit oder ohne kaltem Nackenschlauch, von $^1/_2$ bis $^3/_4$ Stunde Dauer und mit nachfolgendem Halbbad von 30 bis 25 bis 22° C oder kurzer kalter Regenduschen erzielt häufig eine wesentliche Besserung der Krankheitssymptome und des Allgemeinbefindens. Eine erregende Leibbinde oder ein Stammumschlag, während der Nacht angelegt, wirkt gleichzeitig gegen die Unruhe wie auch gegen die häufigen Darmsymptome. Charakterisieren sich diese besonders stark durch Durchfälle, so sind die S. 117 geschilderten Abreibungen mit nachfolgenden Sitzbädern am Platze. Da die Herzbeschleunigung usw. vielfach am unangenehmsten seitens des Patienten empfunden wird, empfiehlt es sich, außer der morgendlichen Kombination von Nackenschlauch und Packung den Nackenschlauch auch nachmittags noch einmal allein, ohne Packung, für 1 bis 1½ Stunden zu verordnen und frühmorgens den Patienten mit kalten Teilabwaschungen usw. zu erfrischen.

D. Epilepsie.

Die Hydrotherapie der Epilepsie ist in der Regel nicht von ausschlaggebender Bedeutung, wenn sie auch der Bromkur, da die Bromdosen erfahrungsgemäß bei gleichzeitiger Anwendung der Hydrotherapie verkleinert werden können, eine gute Unterstützung, und auch sonst eine den Allgemeinzustand und die psychische und geistige Depression günstig beeinflussende Kur zu sein vermag. Von der kalten Strahlduschebehandlung des Rumpfes und der Gliedmaßen, unter Schonung der Wirbelsäule und Brust- und Bauchgegend, von 1 bis 2′ Dauer haben wir in der anfallsfreien Periode zeitweise Besserung und längeres Ausbleiben der Anfälle manchmal beobachten können. Sonst werden die Halbbäder von 32 bis 25° C besonders gerühmt, wie auch wieder morgendliche Kaltwaschungen und bei dauernder Erregtheit 3 bis 4mal wöchentlich gegebene laue Bäder von längerer Dauer, ½ bis 1 Stunde, zweckdienlich sind. Auf den epileptischen Anfall selbst vermag die Wasseranwendung keinerlei Einfluß auszuüben, wenngleich nach Strasser bei nächtlicher Epilepsie die abends angewendete vorbeugende Kühlhaube (1 bis 1½ Stunde) abschwächend wirken soll.

E. Chorea.

Bei der Chorea ist einmal eine Behandlung mit roborierenden, milden Prozeduren zu empfehlen: es gelangen zu diesem Zwecke Teil- und Ganzabwaschungen, Halbbäder, sowie Kühlungen der Rückenwirbelsäule durch erregende Umschläge mit eingelegtem Kühlschlauch usw. zur Anwendung. Als besonders erfolgreich rühmt die Winternitzschule die Vornahme von 1 bis 1½ Stunde dauernden Ganzwaschungen — 30° C, evtl. mit Zusatz von 4 bis 5 Proz. Soole — unter gleichzeitiger Kühlung der Wirbelsäule mittels Chapmanbeutels; darauf folge ein Halbbad von 32 bis 26° C und daran anschließend leichte Streichmassage des ganzen Körpers. Als beruhigendes und schlafbeförderndes Mittel ist ferner das prolongierte indifferente Vollbad, besonders abends, zweckmäßig. Aus der Auffassung heraus, daß die Chorea, zumal die akute, eine auf infektiöser Basis beruhende, dem Gelenkrheumatismus verwandte Erkrankung darstelle, werden nicht selten Schwitzbäder von einstündiger Dauer — täglich oder jeden 2. Tag gegeben — verordnet, und zwar mit befriedigendem Erfolge (Heubner). Man wird guttun, diese Schwitzkur mit morgendlichen kühlen Waschungen und anderen milden Prozeduren zu kombinieren, um der doch mehr minder angreifenden Schwitzkur ein gewisses Gegengewicht zu bieten.

Sachregister.

Druck: Otto Wigand'sche Buchdruckerei G. m. b. H., Leipzig.

Kolibri 360 GmbH
Ferdinand-Jühlke-Straße 7
99095 Erfurt, Deutschland
produktsicherheit@kolibri360.de